30·40대 임신 출산 걱정할 필요 없다

건강한 고령 임신 & 노산 가이드북

30·40대 임신 출산 걱정할 필요 없다

정지행 지음

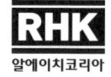

PROLOGUE

세 아이 엄마 정지행

저는 세 아이의 엄마입니다. 20대에 결혼해서 1년 만에 큰 아이를 낳았고, 2년 후 30대 초반에 둘째 아이를 낳았습니다. 그리고 둘째와 10년의 터울을 두고 마흔이 되던 해에 셋째를 출산했지요. 세 아이를 키우면서 미국 유학을 다녀오기도 했습니다.

이런 저를 지켜 본 주위 사람들에게 저는 항상 바쁜 사람으로 각인되어 있나 봅니다. 그렇게 바쁜 와중에도 아이를 셋씩이나 낳았다는 것을 알면, 농담처럼 한마디씩 하곤 합니다. '재주도 좋다'고 말이죠.

그렇지요. 사실 요즘처럼 저출산 시대에, 일하는 엄마가 아이를 셋씩이나 낳는다는 것 자체가 '재주'에 속하는 일이긴 합니다. 우리 어머니 세대만 하더라도 집집마다 아이가 서넛은 기본이고, 많으면 여섯에서 열 명까지도 흔했는데 말입니다. 이제 이런 얘기는 TV 프로그램 〈그때를 아십니까?〉에나 나올 법한 이야기가 되어 버렸으니 말입니다. 그런데도 저는 시대에 역류하는 새로운 가족계획을 쓰기로 했습니다.

마흔에 늦둥이를 낳고 보니 아이가 너무 예뻐, 2년 후에는 넷째를 낳을 계획을 세워 본 적도 있습니다. 우리 가족이 이렇게 아이를 좋아하고, 더 낳으려는 생각까지 해 본 것은 그저 아이가 좋다는 순수한 이유 외에는 없습니다. 바쁜 일상과 세상의 모든 스트레스를 한번에 날려 버리는 특효약이 바로 '아이의 웃음'이라는 사실을 너무도 잘 알고 있습니다.
20대에 낳은 첫 아이 자현이는, 미안하게도 아이보다는 나 자신이 더 소중하던 때에 출산했기 때문에 미처 태교나 육아에 신경을 못 썼습니다. 30대 초반에 낳은 둘째 문영이도 일에 미쳐 지내던 엄마 때문에 욕구불만이 가득했습니다.

다행스럽게도 인생의 안정기에 낳은 셋째 아이 평화는 두 아이에게 못 다한 태교와 건강관리, 그리고 육아까지 제대로 엄마 노릇을 했기 때문인지 아이의 감정도 풍부하고 세 아이 중에서 가장 영리한 것 같습니다.

억지스럽게 들릴지 모르지만, 그래서 저는 20대에 낳은 아이보다 서른 넘어 낳은 아이가 더 영리하다고 주장하기도 합니다. 아이는 마치 화초 같아서, 정성을 들이고 애정을 주는 만큼 더 푸른 잎과 열매를 맺습니다. 씨앗부터 튼튼한 화초는 싹이 튼 다음에도 싱싱한 잎을 만들지요. 그러나 싱싱한 화초가 꼭 씨앗만 좋아서 나오는 것일까요. 그 씨앗을 품고 싹을 틔우는 기름진 토양이 필요한 것은 사람이나 화초나 매한가지입니다. 비옥하고 기름진 대지에서 아름답게 꽃이 피고 건강한 열매가 자라겠지요. 볼 때마다, 가슴에 꼭 안을 때마다 삶의 의미와 행복을 가르쳐 주는 저의 세 아이들처럼 말이지요.

고령 임신에 꼬리표처럼 따라붙는 편견과 오해를 떨치고 당당하게 아이들을 낳을 수 있었던 것은 나이를 초월한 마음가짐과 노력, 실천이라는 것을 이 책을 읽는 여러분이 느끼게 되기를 바랍니다. 더 많은 사랑을 주고, 더 큰 행복을 느끼게 해 줄 30·40대의 임신과 출산. 당당하게 준비하길 바랍니다.

CONTENTS

머리말 | 세 아이 엄마 정지행   04

임신 준비보다 마음 준비를 먼저하라
한방과 양방으로 풀어본 임신과 출산의 매커니즘
엄마가 되기 위한 식생활과 생활 습관 점검

내 몸에 대한 오해부터 풀어라	12
건강한 출산을 위해 준비된 임신을 시작하라	16
피임과 불임에 대해 머리와 몸으로 이해하라	22
고령 임신, 남편과 함께 준비하라	25
결혼 전부터 서로의 건강 진단서를 확인하라	32
임신과 불임 정보에 귀 기울여라	38
생리 주기와 배란일을 체크하라	44
임신하기 좋은 유연한 골반을 위해 노력하라	51
아기가 좋아하는 따뜻한 자궁을 만들어라	57
임신할 수 있다는 확고한 의지를 가져라	65
임신을 위해 내 몸을 업그레이드 시켜라	68

PART 2

체질을 고쳐야 임신이 빠르다
고령 출산을 앞둔 사람들이 체크해야 할 질병 및 체질
임신이 잘되게 하기 위한 모든 노하우

임신이 잘되는 체질로 만들어라	74
불임 체질로 가는 것을 막아라	78
한약도 먹을 수 있으면 먹어라	83
임신을 앞당기려면 내 몸의 독을 빼라	90
잘 붓는 체질을 방치하지 말아라	95
임신 중절 경험이 있다면 내 몸에 두 배의 정성을 들여라	99
유산 후, 내 몸을 먼저 생각하라	105
산성·알칼리성으로 아들·딸을 선택하라?	111
비타민으로 몸의 균형을 지켜라	116
불임을 부르는 비만 체질로부터 탈출하라	121

CONTENTS

날씬한 엄마 몸이 아이도 잘 만든다

PART 3

20대의 몸 관리와 30대의 몸 관리
임신이 시작된 순간부터 출산에 이르기까지
주의하고 준비해야 할 모든 것

임신하기에 가장 좋은 몸을 만들어라	128
씨앗이 좋아야 열매가 실한 법, 남편을 업그레이드 시켜라	136
임신을 유지시키는 한약도 적절히 사용하라	139
유산을 막는 식생활과 일상을 습관화해라	143
워킹 맘이라면 이기적인 임산부가 되라	151
착상에 좋은 최고의 환경을 만들어라	157
입덧은 기쁘게 받아들여라	164
임신 초기, 태아가 좋아하는 운동을 계발하라	170
임신 중기, 엄마와 아기가 즐거워지는 몸을 만들어라	176
임신 후기, 분만 체조와 한약으로 체력을 비축하라	182
똑똑한 산후 다이어트로 타고난 체형도 변화시켜라	187

PART 4

좋은 기운이 건강한 아이를 만든다
양·한방을 아우르는 퓨전 태교와 출산 정보
출산에서 신생아를 위한 케어까지,
세 아이 엄마 정지행의 특별한 노하우

태몽으로는 성별이 아닌 성품을 예견하라	200
약이 되는 동서양의 태교법, 알아두고 실천하라	203
엄마의 열달 못지않은 아빠의 하루 태교, 남편에게 알려주라	214
내 아이를 만나는 기쁨, 출산의 고통도 기꺼이 참아내라	219
산후조리만큼은 황후 못지않게 해라	228
산후조리원만큼은 깐깐하게 골라라	243
산후 탈모, 대책을 세워라	248
산후 피부관리의 사각지대에서 현명하게 대처하라	253
아줌마 체형의 주범, 골반을 보호하라	262
너도 나도 앓는 현대병, 아토피로부터 내 아이를 지켜라	268
내 아이를 위한 맞춤형 백신 모유, 반드시 먹여라	275
이유식에는 엄마의 사랑을 넘치도록 담아라	285

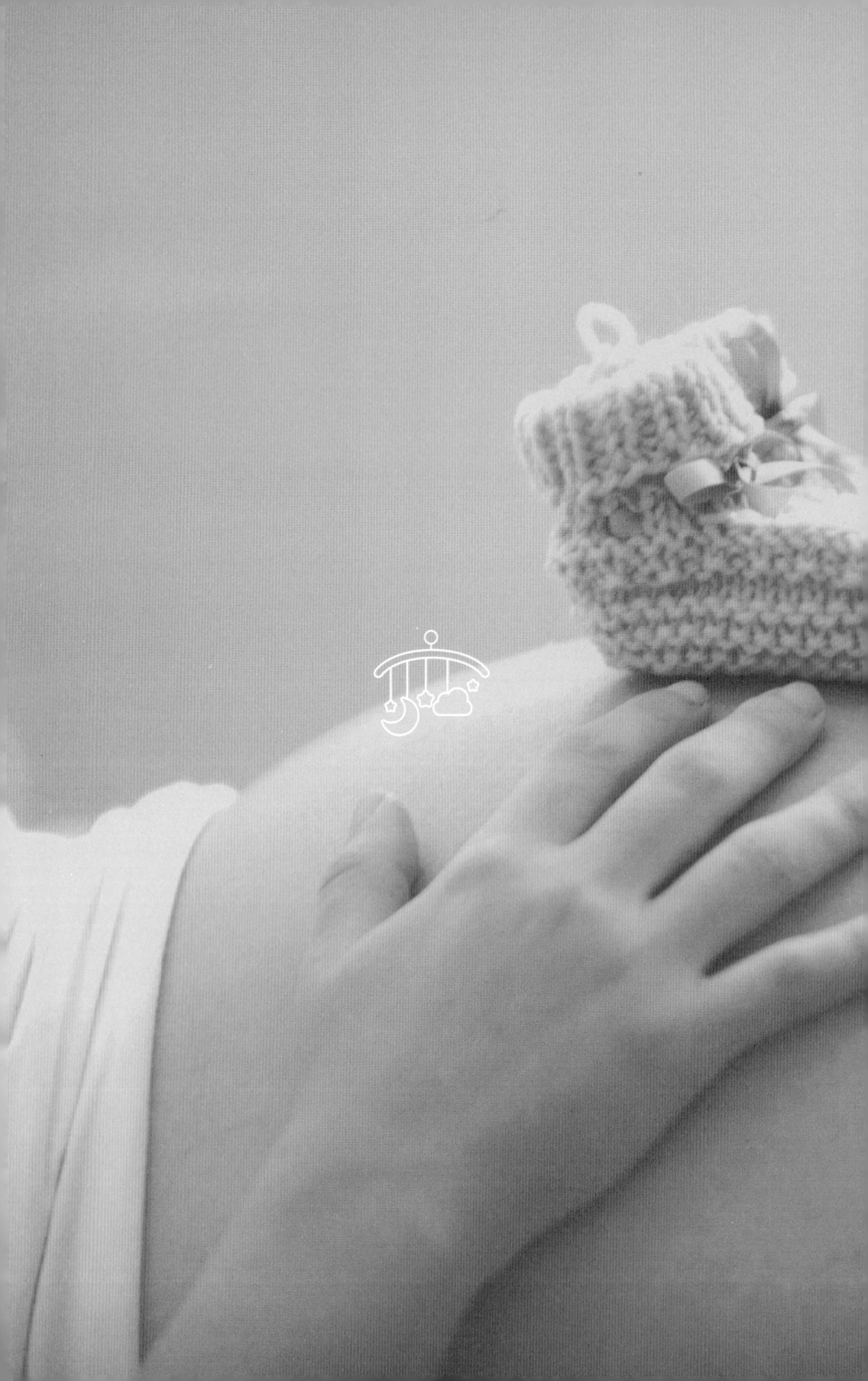

PART 1

임신 준비보다 마.음. 준비를 먼저하라

한방과 양방으로 풀어본
임신과 출산의 매커니즘

엄마가 되기 위한 식생활과 생활 습관 점검

CASE 1

내 몸에 대한 오해부터 풀어라

대부분의 여성들은 자신의 체질이 '냉하다'고 믿는 듯합니다. 아랫배가 차고, 자궁이 차고, 손발이 차고…. 그래서 아이가 잘 안 생긴다고 스스로 진단을 다 내려버리는 사람들도 많습니다. 최근에 이런 일이 있었습니다.

포항에서 올라온 서른여섯 살의 강혜영 씨는 얼굴 가득 근심을 안고 병실로 들어섰습니다. 8년째 아이가 안 생겨서 그녀뿐 아니라 함께 온 친정어머니의 얼굴까지도 걱정이 가득해 보였습니다. 그런데 얼핏 보기에, 약간 살집이 있는 강혜영 씨에 비해 환갑을 넘어선 그녀의 어머니는 보기 좋은 표준 체형을 유지하고 계셨습니다. 보통 딸은 엄마의 체형을 그대로 닮기 마련인데, 이 모녀는 체형부터 달라 보였습니다.

상담에 앞서 저는 속으로 혼자, 성장과정에서 무엇인가 그녀의 체형이나 체질을 변하게 한 요소가 있을 것이라고 짐작했습니다. 집안 내력이나 타고난 체형, 그리고 좋아하는 음식이나 식사량 등을 봐서는 도저히 지금처럼 살이 붙을 것 같지 않았고, 또 특히나 지금까지 한번도 임신이 안 되었다는 것은 이해가 되지 않았기 때문이었죠.

이럴 때 한의사들은 가장 먼저 어려서 먹은 한약을 의심합니다. 10세 이전 아이들에게 녹용이나 인삼 같은 성정이 강한 약재를 사용할 때는 반드시 한의사의 진단을 받아야 한다는 사실은 널리 알려진 사실. 그러나 이를 무시하고 아이의 기운보다 센 약을 먹였을 때는 부작용이 나타날 수 있습니다.

가장 흔한 예로, 남녀 모두 살이 찌는 부작용을 들 수 있습니다. 더 나아가 여자 아이의 경우는 살이 찌면서 생식기에 손상을 줄 수 있습니다. 강혜영 씨의 경우가 그랬습니다.

"얘가 다섯 살 때였는데, 당시 애들 아빠가 병약으로 한약을 몇 재 먹었지요. 그런데 혜영이가 그 옆에서 한약 찌꺼기를 그렇게 주워 먹었지 뭐예요. 어린애가 하는 짓이 재밌기도 하고, 또 한약인데 뭐 어떨까 싶어서 그냥 뒀었는데…."

바로 그 약이 강혜영 씨의 몸을 망가뜨린 주범이었습니다. 정체불명의 한약재들은 아이의 몸을 살찌게 만들고, 점차 자궁을 마르게 하고, 결국 2차 성징이 일어나는 청소년기에는 생리 불순으로 이어지는 등 평생을 두고 그 부작용이 따라다니고 있었습니다. 급기야 결혼 8년이 넘도록 아이까지 안 생기니, 이만저만한 부작용이 아니지요.

더 큰 문제는 지금까지 본인의 몸이 차다고 굳게 믿고 있는 오해였습니다. 강혜영 씨 본인은 물론 남편과 친정어머니, 시어머니까지 모두 그녀의 몸을 따뜻하게 만들기 위해서 오만가지 좋다는 약과 보조식품을 다 해다 먹였다고 합니다. 그러나 결혼 후에 먹은 한약들은 오히려 살만 찌우는 결과가 되었고, 딱히 자궁이 좋아졌다거나 몸이 따뜻해지는 것을 느낀 적은 없다는 것이죠.
참으로 안타까운 경우였습니다. 그도 그럴 것이, 그녀의 몸은 결코 차지 않았으니까요. 첨단 체열기계로 체열을 측정해 보니 제 짐작이 맞았습니다. 자궁이 차기는커녕, 오히려 사막처럼 뜨거워서 말라버린 경우였습니다. 몸 안에 뜨거운 열은 있지만, 그 열이 바깥으로 배출되지 못하고 있는 형상. 그러니 몸이 차다고 한약을 쓰면 쓸수록 자궁은 점점 더 타들어가고 있었던 것입니다. 적당한 수분과 온기가 있어야 할 자궁에, 수분은 말라 들어가고 **빠져나가지** 못하는 열기가 남아 수정란의 착상은 물론 배란 자체를 방해하고 있었습니다. 또한 이 열 때문에 장도 뜨거워져 언제나 묽은 변을 보고, 잦은 배변감을 호소해 왔습니다.

진맥과 진단이 끝난 후 그녀와 그녀의 어머니는 서로를 마주보며 이렇게 말했습니다. "이제야 원인을 알았다"고. 원인을 알고 나면 치료의 절반은 이뤄진 것과 같습니다.

가장 먼저 열이 체외로 빠져나갈 수 있도록 황연해독탕 처방을 하고, 아울러 불규칙한 생리를 정상으로 돌리기 위해 하초습열(아래쪽의 습한 열을 제거) 처방을 겸했습니다. 예민한 신경에 안정을 주기 위해서 습관적으로 마신다는 커피도 자체할 것을 당부했고, 가능하면 매운 음식보다는 담백한 식단 위주로 식습관을 바꿔나가라고 권했습니다. 이렇게 해서 또 한 사람의 몸이 제 스스로 균형을 찾아가기를 바라는 마음으로…. 환자들에게 늘 말하지만, 몸이 정상이 되면 아기는 저절로 찾아옵니다.

이 책을 읽고 있는 당신은 어떤가요? 강혜영 씨처럼 자신의 몸이 차다고 생각하고, 뜨거운 몸에 자꾸만 뜨거운 기운을 퍼붓고 있지는 않은지…. 자신의 몸에 대한 오해부터 풀어야 합니다.

CASE 2

건강한
출산을 위해
준비된 임신을
시작하라

임신을 준비한다고 하면, 임신이야 저절로 되는 거지 거창하게 준비까지 하느냐고 반문하는 사람들도 있습니다. 그러나 임신 중의 태교가 아이에게 영향을 미치듯, 임신 전 몸과 마음의 준비도 분명 아이에게는 영향을 미칩니다. 건강하고 행복한 상태에서 부부관계를 하면 여성의 만족도가 높아지면서 자궁이 강하게 수축한다는 연구 보고도 있습니다. 이때 건강한 정자들이라면 다른 때보다 더 많은 수가 자궁 안으로 들어가고, 따라서 임신 확률도 높아진다고 합니다. 그래서 임신도 준비하면 더 큰 복을 받는다는 얘기가 됩니다.

물론 평범하게 생활하는 보통 사람들이 매순간 즐겁고 행복한 감정 상태로 지낼 수는 없습니다. 그러나 감정이나 몸의 변화는 어느 정도 '마음'에서 조절되기도 합니다. 이른바 '화병'이라는 것도 마음의 병이 몸으로 나타나는 것이니까요. 그래서 건강하고 행복한 아이를 만나기 위해서는 '어느 날 갑자기'보다 '차근차근' 준비하는 것이 좋은 방법입니다.

수영을 할 때 잊지 말고 해야 할 '준비 운동'이 있습니다. 준비 운동을 하지 않고 물속에 들어가면 다리에 쥐가 날 수도 있고 호흡곤란이 올 수도 있습니다. 손과 발을 탈탈 털고 고개 돌리고 몸을 쭉쭉 펴는 준비 운동은 별것 아닌 것 같아 보이지만 구석구석 근육을 깨우고 몸의 움직임을 예상하게 하죠. 마찬가지입니다. 엄마, 아빠가 되기 위한 준비 단계도 앞으로 닥칠 몸과 마음의 변화를 예견하고 준비하는 의미라고 볼 수 있습니다.

일상생활에서 최상의 컨디션 만들기

우선, 몸과 마음 모두 최상의 컨디션을 유지하는 것이 준비의 첫걸음입니다. 만병의 근원이라는 스트레스는 임신에도 치명적이죠. 스트레스가 쌓이면 자연히 감정 상태가 불안정해지고 몸의 순환이 막힙니다. 외상이나 치명적인 사고가 없이 일어나는 습관성 유산의 원인도 대부분 스트레스 때문으로 볼 수 있습니다. 적당한 휴식과 취미 생활 등으로 그때그때 스트레스를 해소하는 것이 좋습니다.

다음으로 '해로운 것과의 이별'을 할 차례입니다. 먹을거리부터 기호식품, 습관, 취미까지 의식하지 못했지만 몸과 마음에 이롭지 않은 것들을 하나씩 몰아내 보세요. 특히 술, 담배, 커피는 어떤 의사도 권하지 않는 기호식품들입니다. 담배는 혈관을 수축시켜 산소공급을 차단하고, 커피나 콜라에 들어 있는 카페인은 철분과 칼슘의 흡수를 방해합니다. 건강한 아이를 바라고 기대한다면 금주와 금연을 실천하는 것이 첫 단계입니다.

또 하나 과감히 끊을 것은 바로 인스턴트 음식입니다. 인스턴트 음식이 몸에 좋지 않다는 것은 누구나 알고 있지만 편리하다는 이유 때문에 쉽게 끊지 못하고 있습니다. 먹을거리는 우리의 생명을 유지하는 중요한 수단이라는 사실을 잘 알면서도, 현대인들은 좀처럼 먹을거리에 대해 주의하고 조심하지 않습니다.

제 경우는 어떠냐고요? 다행히 저는 인스턴트에 노출된 채 어린 시절을 보낸 세대가 아닙니다. 오히려 먹을거리에 관한 한, 시골스럽기까지한 취향을 가지고 있습니다. 이미 저의 혀끝은 세 끼 밥과 나물 반찬이 가장 맛있다고 오랫동안 인식되어 있습니다. 육류보다는 야채를 좋아하고, 식사 외에 군것질을 즐기지 않습니다. 한의사여서가 아니라, 어린 시절부터 길들여진 입맛이 그래서…. 여러분도 이제부터 입에서만 맛있고 좋은 음식과 몸에 좋은 음식을 가려서 식단을 바꿔보세요.

해로운 것들을 치워 버린 자리에 이로운 것을 채울 차례입니다. 깨끗한 물, 신선한 공기, 자연 상태에 가까운 음식, 사랑하는 사람들과의 생활. 뜬구름 잡는 얘기 같나요? 그러나 임신은 난자와 정자가 만나는 순간부터가 아니라, 마음으로 계획하고 몸으로 실천하는 순간부터 시작입니다. 수정이 되는 그 순간에만 잘 먹고 좋은 생각을 하는 것이 전부는 아닙니다.

영국 글래스고 대학의 스토트 박사는 부부 사이가 나쁠수록 장애아를 출산할 확률이 높다는 연구 결과를 발표했습니다. 이 연구에 의하면 불화가 깊은 부부가 장애아를 출산할 확률이 사이좋은 부부에 비해 2.5배나 높다고 합니다.

동양에서 임신은 예로부터 조심스럽고 경건하며 중요한 의식으로 인식되어 왔습니다. 양기와 음기가 만나 새로운 기운이 탄생하는 것으로 여겨서, 궁중이나 반가에서는 부부가 합방할 때 미리 날을 정해 몸과 마음을 충분히 준비했습니다. 합방일이 되기 10일 전부터 술을 금하는 것은 물론이고 욕심을 적게 하여 마음을 맑게 하도록 주의를 기울였습니다. 조선 시대에 지어진 임신과 출산에 관한 지침서 〈태교신기〉에는 '아내와 교합할 때 남편은 올바른 마음을 가져야 한다'고 남편의 태교를 소개하고 있습니다. 아울러 임신 전에 부부는 몸과 마음을 건강하고 깨끗하게 해야 한다고도 적혀있습니다.

드라마 〈대장금〉을 재미있게 본 사람들은 기억할지도 모르겠습니다. 보름달을 바라보며 달의 음기를 마시는 의식, 남자가 일광욕을 하며 양기를 받는 거풍(擧風) 의식 등등…. 물론 그 효과는 검증하기 어렵지만, 이러한 임신을 위한 노력은 효과보다는 그 정성에 큰 의미가 있습니다. 그만큼 한 생명을 잉태하는 일을 중요하게 여겼다는 반증으로 볼 수 있습니다.

{ 건강한 임신을 위한 생활 습관 체크! }

CHECK LIST

- ☐ 식사는 세 끼를 꼭 먹는다.
- ☐ 평균 수면 시간은 7~8시간이다.
- ☐ 생리 주기가 불규칙하거나 무월경일 때는 반드시 병원에 찾아간다.
- ☐ 거들, 코르셋, 올인원 등 꼭 끼는 속옷은 되도록 짧은 시간만 착용한다.
- ☐ 아랫배를 따뜻하게 해 주는 옷을 입고, 복부 마사지를 자주 한다.
- ☐ 스트레스를 해소하기 위한 취미 생활을 즐긴다.
- ☐ 담배는 끊고 술은 혈액순환에 도움이 될 정도로만 적당량으로 즐긴다.
- ☐ 적정 체중을 유지하기 위해 규칙적인 운동을 한다.
- ☐ 산부인과의 건강 검진을 정기적으로 받는다.
- ☐ 환경 호르몬이 함유된 플라스틱 용기·일회용품 등의 사용을 자제한다.

결 과

- **7~10개** 꾸준히 현재의 생활 습관을 유지한다!
- **4~6개** 좀 더 세심한 노력과 주의가 필요하다.
- **0~3개** 임신을 위해서는 생활 습관을 바꾸는 것이 좋다.

CASE 3

피임과
불임에 대해
머리와 몸으로
이해하라

"친구들이 그러더라고요. 피임약을 먹었던 기간만큼 임신이 안 될 확률이 높다고. 그런데 피임약을 끊고 나서 두 달 동안 생리가 없어요. 불임이 되면 어쩌죠?"

32세의 권미령 씨는 결혼 후 2년 동안 피임을 했다가 얼마 전부터 임신을 위해 피임을 중단했습니다. 다행히 그녀는 불임이 아니라 일시적인 생리 불순이었지만, 이런 불안감을 호소하는 환자들을 종종 만나게 됩니다.

임신이 잘되려면 몸이 건강해야 하기도 하고, 자궁과 나팔관 등 생식기의 건강 상태도 좋아야 합니다. 따라서 피임을 아무리 오래 했더라도 몸이 건강하다면 피임을 중단했을 때 자연스럽게 임신이 될 것입니다. 문제는 피임을 하다가 임신을 하려고 피임을 중단했는데 임신이 되지 않는 경우가 되겠지요. 이런 경우 대부분 피임을 했기 때문에 불임이 됐다고 믿지만, 사실 이는 근거가 없다는 것이 양한방의 공통적인 견해입니다.

마찬가지로 오랜 시간 불임 치료를 받아오다가 30대 중후반에 임신에 성공한 경우에도 그동안 받아온 불임 치료가 임산부와 태아에 영향을 미치지 않을까 걱정하는 경우가 많은데, 유산율이나 임신의 경과 등을 볼 때 이 또한 큰 영향이 없는 것으로 알려져 있습니다. 자연 임신을 한 임산부의 유산율은 10~15%에 이르는데, 불임 치료 후 임신한 경우 유산율은 20%정도 된다고 합니다. 이는 자연 임신보다 조금 높은 수치에 해당합니다. 따라서 불임 치료 후 임신에 성공했다고 해서 불안에 떨 필요는 없습니다. 대부분의 유산은 임신 초기에 일어나는 것이므로, 임신 16주까지 의사의 지시에 따라 안정을 취하고 조심하면 아기를 건강하게 낳을 수 있습니다.

신혼을 연장해주는 피임법

피임법은 여러 가지 종류가 있습니다. 정자와 난자가 만나지 못하도록 원천 봉쇄하는 방법(콘돔, 루프 등)이 있는가 하면, 정자를 죽이거나 착상을 방해하는 방법(질정제, 경구약, 패치형 등)도 있습니다.

무엇보다 피임을 했던 경험이 임신에 안 좋은 영향을 미칠까 걱정스러운 이유는 여성 호르몬을 이용한 것이기 때문일 것입니다. 잘못 복용하거나 체질과 맞지 않아서 부작용이 일어날지 모른다고 생각되기 때문이지요.

호르몬을 이용한 피임약의 원리를 간단히 알아보지요. 일반적으로 난자는 여포라고 하는 주머니 속에 있다가 배란이 되는데, 이때 하나의 난자만 배란될 수 있도록 다른 여포의 성숙을 억제하는 에스트로겐이 분비됩니다. 배란이 된 다음에는 새로운 난자가 형성되는 것을 막고 착상을 도와주는 프로게스테론이 분비됩니다. 이런 두 호르몬의 역할을 이용해서 배란을 억제하고 난자 형성을 막는 것이 피임약의 원리입니다. 이 약의 성분은 몸에서 분비되는 물질들과 똑같고 단지 그 양을 조절하고 흡수를 잘 하도록 여러 방법이 사용되는 것입니다. 사용법을 잘 지킨다면 이후에 불임이 될 소지는 거의 없습니다.

누구에게나 피임은 꼭 필요한 때가 있습니다. 그런 때는 최대한 피임률을 높일 수 있도록 자기 몸에 맞는 피임법을 쓰도록 권합니다. 왜냐하면 예민한 여성들은 호르몬에 알레르기 반응을 일으킬 수도 있고, 기구를 사용하다가 염증이 생길 수도 있기 때문이지요. 자기 몸이 어떤지 정확히 알아야 피임도, 임신도 건강하게 할 수 있다는 점을 기억하세요.

CASE 4

고령 임신, 남편과 함께 준비하라

사실 저는 둘째 문영이를 낳고나서 제 인생에서 출산이라는 산은 더 이상 없을 거라 생각했습니다. 외동딸, 외동아들이 한 집 건너 하나인 시대에 아들 딸 나란히 낳았으니 누가 보더라도 그만해도 될 터였죠. 그러나 10년 후 우리 부부는 늦둥이를 낳기로 했고, 그 결정을 내린 직후부터 약 6개월 동안 꾸준히 노력을 했습니다. 특히 남편의 노력은 눈물겨울 정도였지요.

마흔이 넘어서 늦둥이를 낳는다는 것이, 부모에게는 특별한 기쁨일지 모르지만 어쩌면 아이에게는 태어나면서부터 핸디캡일 수도 있을 것입니다. 우리의 노력은 바로 이 미안함에서 시작되었습니다. 이 책을 읽는 30대 혹은 그 이상 연령의 엄마 아빠도 저희와 같은 마음일거라 생각됩니다.

아이가 초등학교에 입학할 나이면 이미 50줄을 눈앞에 둔 아빠, 또래 엄마들보다 최소 5살은 나이가 많은 엄마. 그래서 혹시 나이 든 엄마 아빠가 낳은 아이라서 부실하면 어떡하나, 성격이라도 위축되고 비뚤어지면 어떡하나…, 모든 것이 걱정이었지요.

그러나 걱정만 한다고 아이의 운명이 달라지지는 않습니다. 어른들 말씀대로 이렇게 나이 많은 엄마 아빠를 둔 것도 그 아이의 팔자려니 해야지요. 걱정 대신 그 미안함을 조금이라도 줄일 수 있도록 노력을 해 보세요.

제 경우를 말씀드리자면, 우선 남편은 술과 담배를 끊었습니다. 셋째 평화를 가지기 6개월 전부터 술·담배를 끊었으니 쉬운 일은 아니었지요. 음식 조절은 물론, 평소에 하던 운동도 더 열심히 강도를 높였습니다.

'아이를 낳은 후에 비싼 것, 좋은 것 먹이기보다는, 아이를 만들 때 좋은 음식 먹고 준비해서 좋은 유전자를 만들자'는 것이 저희 부부의 공통된 생각이었습니다.

아빠 없이는 미션 임파서블

저희 부부와 마찬가지로 고령 임산부는 예비 아빠의 나이도 고령인 경우가 대부분입니다. 산부인과에서는 부부의 나이가 35세 이상일 경우 유전 상담을 권하는 경우도 많습니다. 이는 고령 부모일 경우 태아가 염색체 이상일 확률이 5%에 이른다는 연구 보고에서도 추측할 수 있듯이, 난자의 건강만큼 정자의 건강도 중요하다는 사실을 말해 줍니다.

이렇게 중요한 정자의 건강 상태는 예비 아빠의 몸 상태에 달려 있습니다. 지금까지 알려진 남성 불임의 원인 중 가장 흔한 것이 바로 정자가 건강하지 못하다는 것. 술·담배에 찌든 채 과다한 스트레스에 시달리는 남편들에게서 건강하고 활동적인 정자를 기대하는 것은 무리겠지요? 남편의 평소 운동량이 절대적으로 부족하다면 한번쯤 의심해 볼 필요가 있습니다.

정자는 고환에서 만들어져 정관을 통해 이동한 다음 전립선에 모여 방출됩니다. 그럼 임신을 어렵게 하는 정자의 상태를 자세히 알아볼까요. 남성 불임은 주로 정자가 적게 만들어지는 '감정자증'이나 정자의 활동성이 약한 '약정자증'에 의하여 나타납니다. 이는 고환에 선천적인 장애가 있거나 매독·결핵 등 다른 질환 때문에 염증이 생긴 경우, 선천적으로 성염색체에 이상이 있는 경우, 정계정맥류로 고환의 온도가 올라가는 경우로 정자가 처음부터 만들어지지 않을 수 있습니다. 즉, 유전이나 고환의 외상, 감염, 생식샘 독소 등이 원인이라 할 수 있습니다.

또는 고환의 생식 세포를 자극하여 정자를 만들게 하는 뇌하수체나 시상하부에 이상이 있을 때, 내분비 장애·음낭수종 등 고환 자체의 조직과 기능이 완전하지 못할 때, 정액의 저장과 질을 높여주는 역할을 하는 정낭과 전립선에 이상이 있거나 정자에 대한 항체 반응 등이 있을 때도 불임이 될 수 있습니다.

흔히 말하는 '무정자증'은 아예 고환에서 정자 생성이 안 되는 경우와 정자는 만들어지는데 배출이 되지 않는 두 가지 경우가 있습니다. 배출이 안 되는 후자의 경우에는 배출 통로를 만드는 수술로 치료가 가능합니다. 아예 정자 생성이 안 되는 경우는 고환 조직을 떼어내어 정자를 채취한 다음 인공 수정을 하는 방법이 있습니다.

또 다른 경우로, 정자는 생성되는데 그 수가 아주 적거나 운동성이 거의 없는 경우도 있습니다. 원인은 정계정맥류, 전립선염 등을 꼽을 수 있습니다. 이럴 때는 문제가 되는 질환을 치료하면 임신 가능성을 높일 수 있습니다.

건강한 정자가 똑똑한 아이를 만든다

난자 하나의 크기는 140㎛ 정도이지만, 정자는 머리 부분의 폭이 2~3㎛에 불과합니다. 무려 50배나 큰 난자와 수정하는 것이 정자의 운명이다 보니, 정자의 건강이 중요한 것은 물론이겠죠.

그래서 정자가 건강하고 튼튼할수록 수정될 가능성이 커집니다.

건강한 정자가 많을수록 경쟁률이 높아지니, 결국 가장 똑똑하고 건강한 정자가 수정이 될 가능성도 높아집니다. 그래서 건강한 정자가 똑똑한 아이를 만든다고 할 수 있습니다.

정자는 더위(열)와 산성에 아주 약합니다. 때문에 몸에 열이 높아지는 환경이나 생활 습관은 정자의 생명에 치명적입니다. 과도한 스트레스도 정자를 만들거나 운송하는 과정에 악영향을 미칩니다. 환경 호르몬에 노출되어 있는 환경일수록 정자의 수도 감소한다는 연구 발표도 있습니다. 건강한 정자라고 말할 수 있으려면 충분한 수와 운동성을 골고루 갖춰야 합니다.

한편, 뜨거운 물에 오래, 자주 들어가는 온수 목욕이나 사우나는 정자에 치명적인 환경입니다. 오랜 시간 앉아서 일하는 직업일 경우 고환 부분의 체온이 높아지고 통풍이 되지 않아서 정자 생성에 해가 됩니다. 과음이나 흡연도 정자의 건강을 해치는 요인. 이 외에도 성병 치료, 비뇨기과 수술을 받은 경력도 불임의 원인이 되기도 합니다.

그러나 혹시 예비 아빠의 건강이 안 좋거나, 정자가 임신되기 어려운 상황이라고 해도 너무 좌절할 필요는 없습니다. 생활 습관을 개선하고 건강을 위해 노력한다면 반드시 좋은 결실이 주어질 것이니까요. 실제로 오랫동안 이런 임상을 지켜 본 저로서는 절대 '좌절'하거나 '포기'하지 말라는 말을 해주고 싶습니다.

건강한 정자를 만들어 행복한 아빠가 되고 싶다면 식습관과 생활 습관을 개선해서 몸을 건강하게 만드는 것이 우선순위입니다.

엄마와 함께 해야할 예비 아빠의 몸만들기 프로젝트는 식습관 바꾸기부터 시작합니다. 먼저 기름진 음식과 술, 커피, 콜라는 정자를 기운 빠지게 하는 음식들입니다. 세 끼 식사를 제대로 챙겨 드세요. 특히 현미와 채소는 정자 생성에 큰 도움이 됩니다. 생식을 해 보는 것도 좋습니다. 몸의 노폐물을 배출시키고 혈액과 정자 생성을 도와줍니다.

콩이나 녹황색 채소, 해조류 등은 항산화 작용이 탁월한 비타민과 엽산이 많이 함유된 식품입니다. 무기질이나 항산화 성분은 몸의 노화를 막고 노폐물을 배출시키는데 남성에게는 발기력 향상에도 도움이 됩니다.

운동도 빠트릴 수 없겠지요. 하루에 30분 이상, 꾸준히 해야 하는데 오히려 너무 과격한 운동은 정자에 좋지 않습니다. 앞서 정자는 열에 약하다고 밝혔는데, 과격한 운동으로 체온이 갑자기 높아지면 정자는 활동이 약해집니다. 남자에게 좋은 운동으로 혈액 순환을 돕고 고환도 시원하게 해 주는 수영을 권합니다. 조깅이나 스트레칭 등 가벼운 운동과 웨이트 트레이닝도 좋습니다.

무심코 지나치는 습관 중에도 주의할 점이 있습니다. 남자들이 술을 많이 먹거나 피곤한 날에 사우나에 가서 뜨겁게 땀을 빼는 경우가 많은데, 이 환경은 열에 약한 정자에게 치명적일 수 있습니다. 목욕은 혈액 순환에 도움이 될 정도로 가볍게 하는 것이 좋습니다. 삼각팬티나 청바지보다는 사각팬티와 면바지가 혈액 순환과 정자 건강에 좋습니다.

마지막으로, 한약과 한의학적 치료로 여성의 불임은 고칠 수 있지만, 남성의 경우는 예외라고 생각하는 경우가 많습니다. 남성의 불임은 양방으로만 고칠 수 있다고 생각하는 것이지요.

그러나 이는 잘못된 생각입니다. 전체 불임의 1/3을 차지하는 남성 불임을 제외하고는 결코 성공적인 임신을 기대할 수 없습니다. 저는 여성 불임 환자들에게 남편과 함께 치료받을 것을 권합니다. 남성의 정자를 개선하는 한약을 복용하면 운동성이 약한 정자나 정자의 수가 적은 경우에 큰 효과를 볼 수 있기 때문입니다.

한방에서는 진액이 부족하면 정자를 기를 힘이 없고, 양기가 부족하면 정액이 차게 되며, 음정이 부족하면 정액이 쉽게 고갈되고, 습이 머물러 쇠퇴된 정액이 있으면 진액이 불결해진다고 보았습니다. 지피지기면 백전백승. 치료를 위해서는 환자 개개인의 상황과 원인에 따른 분석이 필요합니다. 한번쯤은 남편과 동행해서 전문의를 찾아보도록 하세요.

CASE 5

결혼 전부터 서로의 건강 진단서를 확인하라

30세에 7살 연상의 남편과 결혼한 원미숙 씨는 결혼 당시 남편에게 함께 건강 진단을 받자고 했다가, '내가 나이가 많다고 건강까지 못 믿는거냐'는 핀잔만 들었다고 합니다. 그런데 결혼 후 2년이 지나도록 임신이 안되어 검사를 받아 보니, 남편의 정자 수가 현저히 적고 전립선에도 문제가 있음이 발견됐습니다. 결혼 당시에 남편을 설득해서 검진을 받았더라면 진작 치료해서 건강한 아이를 낳을 수도 있었을 거라며 뒤늦은 후회를 하는 그녀가 참 안타까웠습니다.

결혼을 앞두고 건강 진단서를 주고받는 것에 대해 냉정하고 사무적이라고 느껴 불쾌할 수도 있습니다. 그러나 건강 검진은 서로의 건강을 염려하고 돌보는 마음을 표현하는 것이자, 함께 사는 동안 아프거나 질병에 걸릴 확률을 줄이는 '신뢰'의 확인이라는 긍정적인 관점으로 볼 일입니다. 특히 30대 이후에 아이를 낳게 되는 예비 고령 임산부는 가임 여부와 건강 상태를 체크하고 취약한 부분을 미리 보완하는 것이 현명합니다. 유방암이나 자궁 경부암 등 여성 생식기 관련 질환은 임신과 출산, 육아에 직접적인 관련이 있기 때문에 더욱 중요하죠. 또 고혈압이나 당뇨병은 나이에 비례해서 발병률이 높아지고, 정기 검진을 통해 주기적으로 체크하지 않으면 발견하기 어려운 질병입니다.

간혹 몸이 안 좋은 줄 모르고 결혼 생활을 하다가 임신이 되어 결국 유산을 경험한 뒤 건강이 악화되는 안타까운 환자를 만나기도 합니다. 따라서 임신을 계획하고 있다면, 적어도 6개월 이전에는 건강 검진을 받는 것이 좋습니다.

반면에 남자들은 결혼에 앞서 건강을 챙겨야 할 이유를 느끼지 못하는 경우가 많습니다. 여자들은 임신과 출산을 염두에 두고 '몸을 건강하게 만들어야 한다'는 생각을 막연하게나마 갖고 있지만 남자들은 자신의 건강 상태가 임신이나 출산에 직접적인 영향을 미친다는 생각을 하지 못합니다. 그러나 태아의 건강은 뱃속에 10개월간 품고 있는 엄마만의 문제는 아닙니다.

미국에서 생활할 때 접했던 이야기 중 흥미로운 것이 있어 소개할까 합니다. 예비 아빠들의 〈정자를 건강하게 만드는 생활 습관 만들기)가 유행처럼 번지고 있다는 것. 이 예비 아빠들은 담배와 술을 줄이는 것은 물론이고, 화학물질이나 전자파에 노출될 위험이 있는 일을 하는 경우 퇴근할 때마다 샤워 후 새옷을 갈아입고 집으로 향한다고 합니다. 건강한 아이를 위해서라면 못할 것이 없는 예비 아빠들의 노력이 가상하고 아름다운 일화였습니다.

서로 건강 체크를 하는데 동의했다면, 검사 항목을 알아두셔도 좋습니다. 꼼꼼하게 검사 받고 건강한 몸만들기에 돌입하세요.

예비 아빠가 받아야 할 검사

성병 검사

엄마가 매독이나 임질 등에 걸리면 임신 중독과 사산 등 심각한 상황을 초래합니다. 성병은 성행위를 통해 감염되기 때문에 예비 아빠의 성병 검사도 꼭 필요합니다.

전립선염

컴퓨터 사용으로 의자에 앉아 있는 시간이 많아지다 보니 20~30대 젊은 남성들에게도 전립선염이 많이 생기고 있습니다. 전립선염은 심하면 성욕 감소와 발기능력 저하 등으로 이어질 수 있으므로 미리 치료해야 합니다.

정자 검사

정자의 수, 운동성 등을 체크하는 검사입니다. 정자의 컨디션이 좋은 상태로 유지되는 것이 중요하므로, 검사 후 건강 상태에도 계속 신경을 쓰세요.

간염 검사

모체를 통한 B형 간염의 감염도 위험하지만, 아빠의 간염 감염 여부도 중요합니다. 간염은 성행위를 통해서도 감염되기 때문입니다.

예비 엄마가 꼭 받아야 할 검사

풍진 검사

풍진은 홍역처럼 한 번 앓으면 영구 면역이 생기는 전염성 바이러스 질환입니다. 일반인은 병원 치료와 가벼운 휴식만으로 회복이 되지만, 임산부가 풍진에 걸리면 사산이나 유산, 또는 태아가 선천성 심장 질환, 난청, 백내장, 녹내장, 혈액 이상, 뇌수막염, 폐렴 등에 걸릴 위험이 있습니다. 따라서 미리 예방 백신을 맞고, 2~3개월 동안은 피임하는 것이 안전합니다.

간염 검사

특히 B형 간염을 조심해야 합니다. B형 간염에 걸리면 아기도 간염 보균 상태로 태어날 가능성이 70~90%에 달합니다. B형 간염 바이러스는 태반을 통과하지 못해 임신 중에는 감염되지 않지만 출산할 때 혈액과 체액을 통해 감염될 수 있으므로 미리 치료해야 합니다.

혈색소 검사

여성이라면 한번쯤 '빈혈'의 정도를 알아보아야 합니다. 빈혈은 대개 철분 부족으로 생기지만 엽산이나 비타민 B_{12}가 부족해도 생길 수 있습니다. 임신 중에는 건강한 임산부도 호르몬의 변화 등으로 헤모글로빈이 부족해지기 쉬워 빈혈 증세가 심해집니다. 빈혈이 심해지면 태아가 저체중이 되거나 조산될 위험도 있습니다.

성병 검사

흔한 성병으로는 클라미디아균 감염이 있는데, 임신 중에 감염되면 신생아가 결막염, 폐렴 등에 걸릴 수 있습니다. 특히 매독은 사산이나 유산을 유발하고 태아의 성장 저해, 간비대, 용혈성 빈혈, 신경, 뇌, 관절, 치아에 이상을 일으키는 위험한 질병입니다.

초음파 검사

자궁과 난소, 질의 상태를 파악하기 위해 필요한 검사입니다. 특히 자궁 경부암, 자궁 내막증, 난소 낭종 등이 있는지 꼼꼼하게 검사하는 것이 중요합니다.

유전 상담

유전적 원인으로 인한 기형아나 선천적 질환을 갖고 태어나는 신생아는 약 3%에 달합니다. 따라서 부모의 가계 병력을 통해 장애나 질환을 갖게 될 위험을 예측하고 대비하는 것이 좋습니다. 유전 상담은 주로 면담으로 이뤄지며 정신병이나 염색체 이상 유무, 유산 경험, 위험 물질에 노출된 적이 있는지 등을 전반적으로 체크하는 것입니다. 특히 35세 이상인 여성과 가족 중 정신 지체나 염색체 이상 등의 아이가 태어난 경력이 있을 때, 3회 이상 유산한 경험이 있을 때는 유전 상담이 더욱 필요합니다.

CASE 6

임신과
불임 정보에
귀 기울여라

난자와 정자가 만나 수정이 되기까지 과정은 누구나 알고 있겠지만, 예비 부모라면 좀 더 자세히 알아둘 필요가 있습니다. 난자와 정자는 크기부터 확연히 차이가 나지만, 만들어지는 시기도 다릅니다.

여성은 200만 개에 이르는 미성숙의 난모 세포(Germ Cell)를 잔뜩 가지고 태어납니다. 이 미성숙 난모 세포는 난소에서 보관되었다가, 2차 성징이 나타나는 10대 초반에는 30~40만 개로 추려집니다. 그리고 초경부터 폐경 때까지 한 달에 한 번, 하나씩 성숙되어 배란되는데, 평생 동안 성숙되는 난자는 500여 개 정도입니다. 수정이 안되면 자궁 밖으로 배출되는데 이것을 바로 생리(월경)라고 하죠.

반대로 정자는 고환에서 매일 2억 마리 정도가 생겨납니다. 이렇게 고환에서 생겨난 정자는 미성숙 상태이기 때문에, 부고환으로 옮겨가 성숙한 다음 '사정'을 통해 체외로 배출됩니다. 따라서, 정자 생성 능력에 이상이 없는 남자의 경우 노년기에 이를 때까지 계속 정자가 만들어진다고 보면 됩니다. 정자의 양이 이렇게 많은 이유는, 사정 직후 정액 대부분이 질 밖으로 흘러 나가 버리기도 하고, 산성에 약한 정자들이 강한 산성 상태인 질 내부에서 죽을 확률도 높기 때문에 이를 감안한 조물주의 배려(?)라고 할 수 있겠습니다.

이렇게 여성의 질 안에 사정된 정자 중에서 난자 가까이 가는데 성공하는 것은 고작 200마리 정도. 이 때 여성이 배란기라면 난자가 배란되어 자궁 안에 머무르게 되고, 난자와 정자가 모두 건강하고 정상적인 상태라면 임신이 될 가능성이 아주 높아집니다.

그러나 사정된 직후의 정자는 수정 능력이 없습니다. 정자는 핵을 둘러싼 막과 효소 주머니들이 녹아 없어져야 난자의 난막을 뚫고 들어갈 수 있는데, 그러려면 자궁에서 정자가 머무르면서 여러 가지 화학 반응을 거쳐야 가능합니다. 정자 혼자서는 난자를 뚫고 들어갈 수 없는 것이지요. 그래서 약 80시간의 생존 시간 동안 정자는 아주 바쁩니다. 사정되면 죽기 전에 빨리 난자가 있는 곳까지 가야하고, 생명에 치명적인 산성 상태를 이겨내야 합니다.

한 달에 한 번, 그것도 하나씩 나오는 난자와 한 번에 3~4억 개가 나오는 정자가 만날 확률은 난자와 정자의 건강 상태에 달려 있다고 해도 과언이 아닙니다.

긴가 민가, 임신의 증상

드라마의 한 장면입니다. 아침 식사를 준비하던 새색시가 '욱~욱~' 손으로 입을 틀어막고 화장실로 달려갑니다. 짐작이 되시죠? '어머, 임신했나 봐'라고 단번에 알아차리셨다면 정답입니다.

우리가 임신의 증상으로 가장 먼저 꼽는 것이 바로 입덧입니다. 그러나 모든 임산부가 이런 입덧을 하는 것은 아닙니다. 임산부 중에서 60~70% 정도가 입덧을 겪습니다. 또, 입덧은 워낙 개인차가 많아 증상이 다양합니다. 구역질이 나고 메스껍고 특정 음식을 못 먹게 되는 것이 일반적인 증상이지만, 심할 경우 아무것도 먹지 못하는 산모들도 있습니다.

그러나 무엇보다 확실한 임신의 징후는 생리가 그치는 것입니다. 생리주기가 비교적 정확한 사람이라면 5~7일 정도 늦어질 경우 임신에 대한 기대를 가져 봐도 좋습니다. 반면, 생리 주기가 불규칙한 사람이라면 섣부른 기대는 금물입니다.

예민한 사람이라면 체온이 올라가서 미열인 상태가 지속되는 것을 느끼기도 합니다. 임신이 되면 15주까지는 기초 체온이 높은 상태이기 때문에, 몸에서 열이 나면 임신을 의심해 볼 만합니다. 또, 첫 달에는 미미하게나마 출혈이 있는 경우도 많습니다.

유방에도 변화가 옵니다. 가슴이 커지고, 만지면 통증이 있거나 유두가 민감해져서 속옷만 닿아도 쓰리고 아프기도 합니다. 평소에는 없던 주근깨나 기미가 생기고, 눈 아래 다크 서클이 생기기도 합니다. 멜라닌 색소가 증가해서 나타나는 현상인데 평소 건강하다면 출산 후 자연스럽게 없어질 테니 너무 걱정하지 마세요.

이 외에도 소변이 자주 마렵고, 대변을 보기가 힘들어지거나 질 분비물(대하)이 많아집니다. 심리적으로 초초하거나 불안감, 권태감을 느끼고 나른해져서 매사 의욕을 잃기도 하지요. 이런 증상들은 임신으로 인한 호르몬의 변화로 일어나는 현상이므로 변화를 예견하고 자연스럽게 받아들이는 것이 좋습니다.

임신은 몸과 마음 모두가 이전과는 달라지는 '변화'입니다. 놀라거나 걱정할 필요가 없는, 자연스러운 현상이므로 담담히 받아들이도록 노력해 보세요. 한 생명을 잉태해서 출산한다는 것은, 이렇게 또 다른 의미에서 몸과 마음이 성장하는 단계이기도 합니다.

불임, 원인을 알면 가임으로 돌아간다

정상적인 남녀가 피임을 하지 않았는데 1년 6개월 이내에 아이가 생기지 않았을 경우를, 보통 불임이라고 합니다. 보건복지부 자료에 의하면 우리나라 가임 여성 중 14%에 달하는 64만 쌍이 불임 부부라고 합니다. 불임이 되는 원인은 여러 가지이지만, 일반적으로 나이가 많을수록 높아진다고 알려져 있습니다. 나이에 따른 불임률은 20세에는 4.5%에 불과하지만, 35~40세는 32%, 40세 이상이면 70%로 높아진다고 합니다. 이는 나이가 많아질수록 수정에 사용되는 난자의 나이도 많아졌기 때문에, 수정 확률이 낮아진다는 원리에 의한 것입니다.

그러나 나이와 불임률이 반드시 비례해서 높아지는 것은 아닙니다. 고령이라는 조건만으로 임신이 어렵다거나, 기형아가 생긴다거나, 심지어 불임이 된다는 근거는 없습니다. 그러니 불임이라는 진단을 받았어도, 방법이 없다고 좌절할 필요는 없다는 것입니다. 한방에서는 불임의 원인을 여성의 자궁에 영향을 끼치는 장기의 이상과 어혈이나 습담 등 기운이 원활하지 못해서 생기는 불순물 등으로 보고 있습니다.

그중에서도 콩팥(腎)이 약하면 자궁에 찬 기운이 돌고, 아울러 난소에 이상이 생겨 생리도 원활하지 않습니다. 또 간의 기운이 얼마나 원활한지도 중요합니다. 간은 장기 중에서도 '피로 회복'을 담당하는 곳으로 알려져 있지만, 자궁과도 깊은 연관이 있습니다. 간은 혈을 저장하는 역할을 하는데, 간 기능이 약화되면 피로가 쌓이면서 피의 생성도 줄어듭니다. 따라서, 간에 혈이 부족하면 복부가 차가워지면서 단단하게 어혈이 뭉치기도 합니다.

간 기능 저하 외에도 다양한 이유로 아랫배에 어혈이 정체되어 불임이 되는 경우가 많습니다. 어혈은 일종의 혈액 노폐물인데, 기혈이 제대로 운용되지 않았을 때 생깁니다. 어혈이 근육에 뭉치면 근육통을 유발하고, 자궁 부위에 뭉쳐 있으면 자궁이 차가워집니다. 그리고 비위의 기능이 약해져서 습담(濕痰)이라는 것이 생기는데, 비만 환자의 경우 습담이 많은 것을 확인할 수 있습니다. 습담이 생기면 기가 잘 소통되지 않아 자궁의 맥이 막히기 십상입니다. 이럴 경우 불임이 됩니다.

한방에서 불임 치료는 이런 불임 요소들을 제거하면서, 약해진 장기와 기운을 튼튼하게 만들어 주는 것입니다. 한약과 침, 뜸 요법 등 다양한 방법으로 치료를 할 수 있습니다.

CASE 7

생리 주기와 배란일을 체크하라

"나는 원래 생리가 불규칙해, 두 달마다 한 번씩 할 때도 있고."
"얘, 말도 마. 나는 석 달에 한 번 할 때도 있었어. 그렇게 가끔 하니까 편하더라."
가끔 여자들만의 이런 은밀한 수다를 듣게 되면 안타까운 마음이 들곤합니다. 여성의 정상적인 생리 주기는 24~35일 사이이고, 기간은 3~7일 정도입니다. 이렇게 규칙적으로 생리를 한다는 것은 정상적으로 배란이 된다는 뜻이고, 매달 임신할 준비가 되고 있다는 의미이기도 합니다. 물론 난소나 자궁에 이상이 있는데 정상적으로 생리를 하는 경우도 없지 않습니다. 그러나 일단 생리 주기가 불규칙하고 양이 너무 많거나 적고, 혹은 생리통이 아주 심하다면 분명 문제가 있는 것입니다. 생리통이 견디기 어려울 정도라면 그

것은 자연스러운 현상이 아닙니다. 생리통은 자궁에 이상이 생겼다는 신호일 수 있습니다. 그러니 무조건 참지 말고 산부인과나 한의원에 가서 진찰을 받아 보는 것이 좋습니다.

생리를 한다는 것은 바로 '배란'이 이뤄진다는 뜻이기도 합니다. 배란이 되면 자궁은 착상이 되었을 때를 위해 만반의 준비를 합니다. 자궁벽에 혈액이 모여 들여 탄탄하게 만들고 호르몬의 작용이 일어납니다. 배란이야말로 한 달에 한 번 오는 임신 기회인 것입니다.

배란일은 규칙적인 생리 주기라면 다음번 생리가 시작되기 14일 전에 일어납니다. 그리고 임신 가능한 시기는 배란일 4일 전~배란 후 1일로 봅니다. 그러나 생리 주기가 불규칙하면 미리 배란일을 예측하기는 어렵겠지요. 이럴 때는 기초 체온을 체크해 보세요. 배란기가 되면 여성의 몸은 1℃ 정도 체온이 올라갑니다. 그리고 생리가 시작되기 직전에 다시 정상적으로 내려갑니다. 기초 체온 체크는 아침에 눈을 뜨자마자 화장실도 가지 말고 바로 해야 합니다. 매일 체온을 재서 그래프를 그려보면 내 몸의 대략적인 배란 리듬을 알 수 있습니다.

최근에는 간편하게 임신 여부를 확인할 수 있는 '임신 테스트기'처럼 배란 여부를 확인할 수 있는 '배란 테스트기'도 시중에 판매되고 있으니 배란이 불규칙적인 사람들은 한번쯤 이용해 보세요.

환자들을 통해 듣기로는, 인터넷 사이트를 통해 판매되는 '배란 테스트기'가 가격도 저렴하다고 하니, 관심 있으신 분은 검색해 보시길.

무월경, 생리가 중단되면 의심하라

한의원이나 산부인과에서 진료에 앞서 반드시 물어보는 것은 생리량과 생리의 상태, 혹은 주기 등에 관한 것입니다. 생리는 체형과도 깊은 관련이 있어서 몸이 통통한데도 생리양이 적거나, 혹은 몸은 말랐는데 과다하게 생리양이 많으면 건강의 이상 증후로 생각합니다.

20대부터 생리통이 유난히 심했던 강미령 씨. 35세에 결혼을 준비하면서 예비 시어머니의 소개로 한의원을 찾은 그녀는 조심스럽게 한 가지 고민을 털어놓았습니다. 벌써 6개월째 생리를 하지 않는다는 것.

내성적인 성격이라 함부로 병원에 가지 못하고 있다가 이번 기회에 용기를 내서 물어 보았다는 그녀는 혹시 불임으로 이어지지 않을까 무척 걱정하고 있었습니다.

폐경기도 아니고 임신이나 수유 기간이 아닌데 생리가 없는 것을 '무월경'이라고 합니다. 무월경의 유형 중에서 소화 기능이 약해져서 영양 부족이 되었거나, 과다 출혈이나 다산으로 빈혈이 오고 무월경이 되는 것을 '혈고'라고 합니다. 또, 생리할 때 찬 음식을 많이 먹었거나 몸이 차면 혈액 순환이 원활하지 못해서 어혈이 생기고 심할 경우 무월경이 됩니다. 이를 '혈폐'라고 합니다.

젊은 여성들은 직장을 옮기거나 결혼을 하는 등 환경이 바뀌면서 받는 스트레스 때문에 무월경이 되기도 합니다. 스트레스를 받으면 분노, 슬픔, 화 등이 쌓여 기가 정체되는데, 이렇게 혈액 순환이 원활하지 못해서 가슴이나 옆구리가 아프고 입이 쓰고 아랫배가 팽팽해지는 증상을 보이다가 무월경이 됩니다. 또, 몸속의 노폐물이 많아져 호흡이 가빠지고 몸이 무거우면서도 쉽게 피로해지는 증상과 함께 생리가 없어지는 비만성 무월경도 경계해야 할 증상입니다.

무월경일 경우, 증상을 완화할 수 있는 간단한 방법이 있습니다. 만약 몸 전체에서 기운이 빠지고 손발이 차고 아랫배가 은근히 아프면 따뜻한 쑥차를 마셔 보세요.

쑥과 물을 1:7비율로 넣어 센 불에서 끓이다가 한 번 끓고 나면 약한 불로 은근히 달여 물이 반으로 줄어들 때까지 끓입니다. 하루 3번, 매 식사 전에 마시면 증상이 좋아집니다.

어혈이 생겨 혈액 순환이 안될 때는 홍화(잇꽃)차가 좋습니다. 말린 홍화 4g을 찻잔에 붓고 뜨거운 물을 부어 5분 정도 우려내면 됩니다. 스트레스를 많이 받았을 때는 향부자나 소엽차를 드세요. 향부자나 소엽은 여성의 긴장을 풀어 주고 신경 안정 작용이 뛰어납니다. 재료는 약 재시장에서 구할 수 있고, 홍화차와 같은 방법으로 우려 마시면 됩니다.

대부분의 여성들은 무월경이 되어도 병원에 가기를 꺼립니다. 그러나 무월경은 원인이 무엇인지 정확한 진단을 받고 치료를 해야 하는 중요 한 증상임을 잊지 마세요.

비정상 자궁 출혈, 임신의 적신호

생리를 할 시기가 아닌데도 자궁에서 출혈이 생기는 것을 비정상 자궁출혈이라고 합니다. 혹은 부정 출혈이라고도 하지요. 갑자기 생리가 시작되는 경우도 이에 해당되는데, 원인은 여러 가지가 있습니다. 대뇌 피질 시상하부 또는 뇌하수체와 난소의 상호 조절 기능에 이상이 생기면 자궁 내막의 주기와 규칙이 없어져 출혈이 생기기도 합니다.

혹은 자궁 내막의 증식이나 생식기 질환, 지나친 긴장과 같은 정신적인 요인에 의해서도 일어납니다. 동의보감에서는 이것을 '붕루(崩漏)'라고 하는데, 출혈의 양상에 따라 출혈양이 많은 '붕'과 소량으로 지속적으로 출혈이 있는 '루'로 나뉩니다. 색깔은 암자색에서 분홍빛까지 다양합니다.

한의학에서 비정상 자궁 출혈의 근본적인 원인은 '비불통혈(脾不通血)'에서 찾습니다. 즉, 비(위장, 췌장, 비장)가 혈을 통제하지 못해서 출혈이 생긴 것으로 보는 것입니다. 현대 의학에서 보자면 '비'는 소화기에 해당되고, 소화 기능이 약하면 자궁 출혈이 생길 수 있다고 해석합니다. 소화기는 혈액을 생산하기도 하지만 출혈이 생기지 않도록 기를 운행하는 기능도 함께 합니다. 그러나 이 기능이 약해지면 입맛도 없고 소화도 안되고 쉽게 피로해집니다. 이때 묽고 흐릿한 출혈이 생굴이 쉽게 붉어지고 붉은 반점이 생길 수도 있습니다. 증상으로는 입이 잘 마르고 혀가 붉어지며 소변의 색이 노랗게 변하며 변비가 생길 수 있습니다. 또, 옆구리가 아프기도 하고 감정도 불안하여 화를 잘 냅니다. 이런 경우 출혈의 색이 짙은 붉은색입니다.

어혈에 의해서도 출혈이 생길 수 있는데, 이때는 한동안 무월경 증상을 보이다가 갑자기 출혈이 발생하기도 하고, 출혈이 멈추지 않고 지속될 수도 있습니다. 아랫배가 아프면서 출혈이 생기면 혈액의 색은 암자색이고 덩어리가 있는 경우도 있습니다.

비정상 자궁 출혈이 오랫동안 지속되면 빈혈이 오고 심하면 쇼크에 빠지기도 합니다. 따라서 의사나 한의사와 상의해서 원인을 찾아 치료하되, 자궁의 기능이 정상으로 회복될 때까지 꾸준히 하는 것이 중요합니다. 지혈을 하고, 생리 주기가 정상적으로 돌아오고 배란이 되면 완전히 치료가 됐다고 할 수 있습니다.

CASE 8

임신하기 좋은 유연한 골반을 위해 노력하라

고령이라는 조건은 불임에 어떤 영향을 미칠까요?

일단, 35세가 넘으면 20대에 비해 임신이 되는데 2배 이상 시일이 걸린다는 것이 의학계의 정설입니다. 예를 들어 체외 수정 성공률을 보면 34세일 때는 20% 정도이지만, 44세일 때는 5%로 급감합니다. 나이가 들수록 배란 주기가 불규칙해지기 쉽고, 난자의 질이 나빠질 가능성이 높기 때문이지요. 임신이 힘든 것뿐 아니라 출산할 때도 두 배 이상 고생을 하게 됩니다. 산도가 굳어 있어 잘 늘어나지 않기도 합니다.

가끔 뉴스 시간에 들려오는 철없는 10대들의 '화장실 출산기'는 그녀들의 나이가 10대였기에 가능한 황당뉴스입니다. 만약 20대 후반만 되었어도 그처럼 열악한 환경에서 쉽게(?) 아이를 낳을 수도 없고, 30대가 넘은 산모였다면 목숨까지 잃을 수 있는 위험천만한 일화입니다.

생각해 보세요. 아이들의 **뼈**는 어른의 **뼈**보다 훨씬 유연한데, 아이를 낳을 때 중요한 골반 역시 **뼈**라는 사실! 골반이 늘어나야 아이가 나오게 되는데, 골반(고관절)이 유연할수록 아이를 잘 낳고, 관절이 굳을수록 난산을 할 것은 불 보듯 뻔한 일입니다.

그러나 나이가 들수록 관절이 굳는다는 것은 일반적인 이야기고, 젊어서부터 꾸준히 운동을 하거나 특히 요가를 해온 사람의 경우 30대 후반에도 20대 못지않게 유연한 관절을 자랑하는 사람들도 많답니다.

마찬가지로 고령이라는 요소는 임신이 더디게 되거나 성공 확률이 적어지는 것일 뿐, 불임과 직결되지는 않습니다. 임신 가능성에는 나이보다 개인의 건강 상태가 더 큰 요소로 작용되기 때문이지요. 질병에 걸렸거나 몸을 잘 관리하지 않은 20대의 여성보다는 건강하게 관리한 30대의 여성이 훨씬 더 건강한 임신과 출산을 한다는 것이 전문가들의 증언입니다. 예를 들어 30~40대 여성이 20대 여성으로부터 질 좋은 난자를 공여 받아 인공 수정했을 경우 임신 성공률은 20대와 비슷합니다.

여성의 몸은 여러 가지 호르몬에 의해 조절되고, 생식 기관과 난자도 호르몬의 영향을 받습니다. 건강한 몸일수록 호르몬의 분비가 정상적으로 이뤄지는 것은 물론이구요. 나이가 들었다는 이유 하나만으로 불임이 된다는 공식은 없습니다.

자궁의 집, 골반 지키기

자궁이 아기가 자라는 방이라고 한다면, 골반은 집에 해당하는 곳입니다. 자궁을 비롯한 많은 장기들이 골반 아래 자리 잡고 있죠. 골반과 출산의 상관관계가 얼마나 중요한지는 '엉덩이가 커야 아이를 잘 낳는다'는 옛말에서도 짐작할 수 있습니다. 이 말은 골반이 크면 출산할 때 확장이 잘되리라는 예상 때문에 생긴 말입니다. 그러나 앞서 얘기했듯이 임신과 출산에 있어 골반의 중요도는 크기보다는 유연성에 있습니다. 골반이 크다고 해서 반드시 유연한 것은 아닙니다. 따라서 평소 자신의 골반이 어떤 상태인지 확인하고 조심할 필요가 있습니다. 골반이 비틀어져 있으면 자궁과 난소도 제 위치에서 벗어나게 되므로 질환에 걸리기 쉽습니다. 또 골반은 허리, 척추 뼈와도 연결되어 있어 요통을 유발할 수 있습니다. 평소 허리가 자주 아프거나 양쪽 골반의 높낮이가 확연하게 다르면 치료를 받는 것도 좋은 방법입니다.

특히 제가 여성 환자들에게 주의를 주는 것 중 하나는 바로 자세입니다. 많은 여성들이 의자에 앉을 때 한쪽 다리를 꼬고 앉습니다. 그러나 이 자세는 골반을 휘게 하는 '나쁜 자세'의 대표 주자입니다. 다리를 꼬면 체중이 한쪽 골반에만 과다하게 실리면서 근육도 한쪽 방향으로 늘어납니다. 동시에 골반 뼈도 틀어지게 됩니다. 상황이 이러니, 무심코 다리를 꼬는 습관은 의식적으로 고쳐야 합니다.

평소 의자에 오래 앉아 있는 직업이라면 엉덩이를 최대한 의자 깊숙이 넣어 허리를 쭉 펴고 앉는 습관을 들이세요. 골반의 균형을 맞추기 위해서는 꾸준한 스트레칭이 도움이 됩니다. 틈틈이 골반을 바로잡는 요가를 해 주는 것도 좋습니다.

{ 골반 바로잡기에 좋은 요가 }

비틀기 자세

1 허리를 곧게 펴고 바닥에 앉는다.
2 오른발은 왼쪽 엉덩이 밑에 오도록 당겨서 무릎을 접는다.
3 왼발은 오른쪽 무릎 밖으로 세워 놓는다.
4 오른쪽 팔꿈치가 세워 놓은 다리의 무릎 바깥쪽에 닿도록 뻗고, 오른손으로 왼발을 잡는다.
5 왼쪽 팔은 뒤로 돌려서 오른쪽 엉덩이에 살짝 걸쳐 놓는다.
6 숨을 크게 마시면서 상체를 폈다가, 내쉬면서 고개를 돌려 뒤를 바라본다.
7 깊게 숨을 마시고 내쉬기를 2~3회 하면서 상체를 뒤로 비튼다.
8 마지막 내쉬는 숨에 자세를 풀고, 다리와 팔을 반대로 바꾸어 번갈아 3회 실시한다.

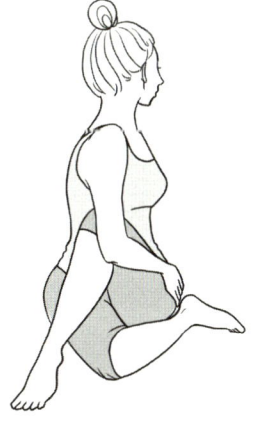

나 비 자 세

1. 척추를 바르게 펴고 가슴과 어깨는 편하게 한 상태로 앉는다.
2. 양다리를 고관절 쪽으로 구부려 발바닥을 마주 대고 몸 가까이 끌어당긴다.
3. 숨을 들이쉬면서 양손으로 발끝을 감싸 쥐고 회음부 가까이 오도록 천천히 끌어당긴다.
   이 때 허리와 상체가 자연스럽게 내려간다.
4. 양팔의 팔꿈치로 양쪽 다리 안쪽을 지그시 누르면서 상체를 내린다.
5. 시선을 코끝에 두면서 숨을 3~5초간 참았다가 천천히 내쉬면서 허리를 다시 편다.

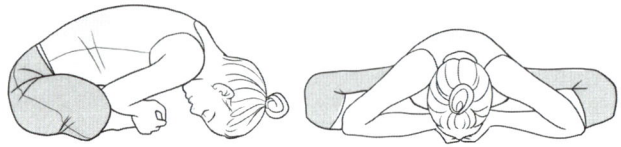

다 리 접 기

1. 누운 상태에서 양 무릎을 구부린다.
2. 양 손바닥은 편안하게 엉덩이 옆에 내려놓는다.
3. 한쪽 무릎은 세우고 다른쪽무릎은 바닥에 닿도록 내린다.
   이때 세운 무릎의 안쪽을 스치듯 내려놓는다.
4. 무릎이 좌우로 흔들리지 않도록 주의한다. 반대 방향으로 발 바꿔 5회 반복.

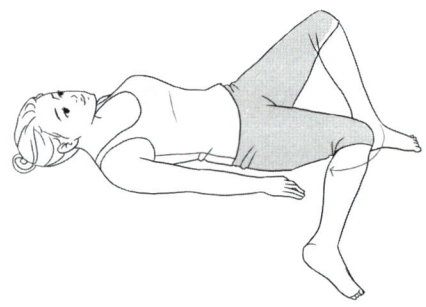

CASE 9

아기가 좋아하는 따뜻한 자궁을 만들어라

전 국민의 학력 수준이 높아짐에 따라 대학을 졸업하는 여성의 수가 급격히 늘어나고, 20대 중반부터 시작되는 사회 생활은 여성들로 하여금 빠른 결혼과 출산을 꺼리게 만들고 있습니다. 그러다 보니 회사에서 인정받고 결혼을 생각할 때가 되면 이미 나이는 서른을 향해 가고, 정작 결혼은 서른을 훌쩍 넘겨서 하는 경우가 많은 것이 우리 사회의 현실이죠.

여기까지는 누구나 하는 걱정이고, 정작 한의사인 제 걱정은 많은 여성들이 결혼을 하기 전까지는 나이가 아무리 많아도 여성으로서 자신의 몸이나 마음에 그리 관심을 갖지 않는다는 데 있습니다. 막상 결혼을 앞두고, 혹은 막 결혼식을 끝내자마자부터 과연 내가 임신을 할 수 있을까 라는 중대한 고민이 시작되는 거죠.

그러다 보니 결혼과 출산이 늦는 것은 물론이고, 임신을 한다 해도 조기출산이나 유산 등의 불미스러운 일이 일어날 확률이 점점 높아지고 있습니다. 로마가 하루아침에 이루어지지 않았듯이 사람의 몸도 하루 아침에 이루어지는 것이 아닌데 말입니다.

개인적으로 가장 걱정되는 부분은 요즘 여성들의 의상입니다. 저 역시 멋내기를 좋아하지만, 배꼽이 보이도록 짧은 상의는 위험한 의상이 아닌가 싶습니다. 여자에게 배꼽은 무엇보다 중요한 부분인데, 이 부분을 드러낸다는 것은 온몸이 무방비 상태로 거리에 나서는 것이나 다름이 없습니다. 언제나 따뜻해야 할 부분이 차가운 바깥 공기에 노출되어 있으니 고질적인 여성병이 생기기 마련이구요. 요즘 아가씨들은 유난히 몸이 찬 사람들이 많은데, 자신의 몸이 처음부터 차가웠는지, 아니면 스스로의 잘못된 습관이나 취향 때문에 차게 변하지는 않았는지 돌이켜봐야 합니다.

또 걱정이 되는 의상이 하나 더 있습니다. 우리 때는 교복 안에 반드시 받쳐 입었던 속옷을 요즘 젊은 여성들은 착용을 하지 않는 것 같습니다. 심지어는 치마를 입을 때도 팬티만 입고 스타킹을 입는 경우가 많고, 여름철에는 스타킹마저 없으니 치마 밑으로 바깥바람이 숭숭 드나드는 것은 불 보듯 뻔한 일입니다.

이런 복장과 관련된 습관은 어릴 때부터 들여야 하는 것이어서, 저희 세대는 나이가 들어서도 속바지를 입지 않고는 허전해서 치마를 입을 수가 없는데, 요즘 사람들은 속옷을 갖춰 입으면 갑갑할뿐 더러 몸매가 살지 않는다고 생각하고 있습니다.

여자에게 '아랫배'는 애(愛)와 증(憎)이 엇갈리는 묘한 부분입니다. 탄탄한 복부는 S라인 몸매의 절정이지만 워낙 살이 잘 찌는 부위라 끊임없는 뱃살 빼기 노력을 기울이는 곳이죠. 그러나 또 한편으로는 아기가 잉태되고 자라는 곳으로, 여성만이 누릴 수 있는 축복받은 곳이기도 합니다. 사실은 겉보다 속이 더 아름다운 곳이 바로 '배'라고 할 수 있죠. 건강한 엄마를 꿈꾼다면 탄탄한 S라인보다 건강한 아랫배 만들기에 관심을 돌려보세요.

일단 자신의 아랫배에 손을 한번 얹어 봅니다. 손에 잡히는 물컹한 지방층 걱정은 잠시 접어두고, 손바닥에 느껴지는 온기가 어느 정도인지 체크해 보세요. 만약 배가 차가운 사람이라면 평소 생리통이 심하거나 생리 불순 등이 있었을 것입니다. 손으로 느꼈을 때는 정상 체온이지만 내장 기관은 차가운 체질도 있구요. 자궁뿐 아니라 손과 다리, 허리 등 전신에서 차가운 기운이 느껴지는 냉증은 호르몬 분비의 저하와 혈액량 감소 등을 일으킵니다. 인체는 체온을 자연스럽게 조절하는 기능이 있는데 이 기능이 흐트러지면 냉증이 나타납니다. 자신이 냉증인지 의심되면 반드시 의사의 진단을 받는 것이 좋겠지요.

한의학에서는 양기가 모자라거나 비·위장이 약해지는 것 등을 냉기의 주요 원인이라고 봅니다. 무엇보다 여성들에게 냉증이 위험한 이유는 하복 냉증이 불임, 혹은 임신을 어렵게 하는 중요한 원인이라고 보기 때문입니다.

하복 냉증, 어혈 등으로 생리통이 생기는 경우도 많은데, 그래서 생리통이 심한 환자는 냉증이나 어혈을 의심할 수 있습니다. 이런 의견은 서양 의학에서도 입증되고 있습니다.

정자가 난자를 찾아가는 방법에 대한 여러 학설 중에서 '열(熱)'때문이라는 학설이 유력하게 대두되고 있습니다. 이스라엘의 미가엘 아이젠바흐 박사는 토끼의 정자와 난자가 수정이 되는 곳이 다른 곳에 비해 2℃ 정도 높다는 연구 결과를 발표했습니다. 동서양을 막론하고 여성의 자궁이 따뜻해야 한다는 데에는 이견이 없는 셈입니다.

여자의 자궁은 한방에서 간맥(肝脈)과 연관이 깊은데, 간은 피로 회복의 원동력이자 혈을 저장하는 역할을 합니다. 그런데 이런 기능을 하는 자궁이 약해지면 피로가 쌓이고 혈이 적어집니다. 결국 혈액 순환이 잘 안 되면서 자궁은 냉해지고 아랫배는 손으로 만져질 정도로 어혈이나 숙변 덩어리가 생기게 됩니다. 숙변이 심한 환자에게는 장세척을 통해 정체된 기운을 순환시키는데 이때 자궁에 누적된 어혈도 함께 빠져나오는 효과가 있습니다.

자궁을 따뜻하게 하는 것은 생활 습관에서도 조금만 노력하면 효과를 볼 수 있습니다. 우선 몸을 따뜻하게 해 줄 수 있도록 고단백 식품을 섭취하고, 비타민과 무기질도 충분히 먹어야 합니다. 특히 콩을 많이 먹는 것이 좋은데, 콩에는 여성 호르몬과 같은 효능을 가진 성분이 다량 함유되어 있기 때문입니다. 하루 세 끼 식사를 꼭 챙겨 먹는 것은 두말 하면 잔소리일 정도로 중요한 포인트. 아침을 거르거나 저녁에 폭식하는 습관도 반드시 고쳐야 합니다. 인스턴트 음식을 멀리해야 한다는 사실도 이미 널리 알려져 있지만 다시 강조해도 모자람이 없을 것 같습니다.

앞서 말한 옷차림도 주의할 필요가 있습니다. 미니스커트, 배꼽 티셔츠, 스타킹, 거들 등은 배를 차게 하고 혈액 순환을 막는 패션입니다. 흔히 여름에 배를 내놓고 자면 배앓이를 한다고 하는데, 여성들은 그 정도가 더 심각해서, 뱃속 자궁까지도 탈이 납니다. 이런 패션을 포기하기가 아쉽다면, 차선책을 강구해서라도 보호해야 합니다. 이를테면 겨울에 미니스커트를 입을 때는 레깅스를 입어서 보온 효과를 노리는 방법이 어떨까요.

몸이 차가워서 생리통이 심하거나 생리가 불안정한 여성에게는 핫팩을 이용해서 아랫배를 따뜻하게 해 주는 것도 좋은 방법입니다. 정확한 방법을 설명하자면, 잠들기 전 10~15분 정도 따뜻하게 찜질한 후 핫팩을 내려놓고 수면을 취하는 것이 좋습니다.

혈액 순환이 잘 안되어 아랫배에 덩어리가 만져질 정도로 어혈이 있다면 병원 치료를 받으면서 마사지를 해 주면 좋습니다. 배꼽 주변에 아로마 오일을 발라서 부드럽게 마사지 해 주는 것도 좋은 방법입니다.

스트레스를 많이 받았거나 스트레스에 약한 사람들은 운동이나 취미 활동을 하면서 몸과 마음을 안정시켜야 합니다. 가벼운 스트레칭, 조깅, 수영 등은 혈액 순환에도 좋은 운동들입니다. 매일 일정한 시간 동안 해야 하며 2개월 이상 꾸준히 하는 것이 중요합니다. 좌훈 요법도 자궁의 노폐물을 빼고 따뜻하게 하는데 도움이 됩니다. 집에서도 간단히 좌훈을 할 수 있는데 쑥이나 익모초, 귤껍질 등과 함께 허브나 올리브 오일을 조금 넣어보세요. 우선 물을 팔팔 끓였다가 30~40℃ 정도로 식혀서 대야에 붓고 준비한 약재를 담급니다. 그리고 엉덩이를 물에 담근 상태로 10분 정도 좌욕을 합니다. 가능하다면, 가운데 구멍이 뚫린 낮은 플라스틱 의자를 사서, 대야나 사기그릇에 뜨거운 물과 약재를 넣은 다음 의자 아래에 넣고, 그 의자에 앉아서 김을 쏘이는 방법도 권할 만합니다. 여유 시간과 체력에 따라 30~50분 정도 하면 효과적입니다.

잔소리 같지만, 작은 것부터 내 몸을 사랑하는 습관을 들여 보세요. 당장은 갑갑할 수도 있고, 속옷 한 장만큼 몸의 실루엣이 덜 살 수도 있지만, 그 한 장으로 내 몸이 항상 따뜻하게 유지될 수 있다고 생각하면 작은 습관이 미래를 위한 큰 투자라는 것을 알게 될 것입니다.

{ 자궁을 건강하게 만드는 요가 }

고양이 자세

1 무릎을 바닥에 대고 엎드린 다음, 양손을 어깨 너비 정도로 벌려서 기어가는 자세로 취한다.
2 숨을 들이마시면서 고개는 위로 들어 시선을 천장에 두고, 배가 바닥에 닿는 느낌으로 최대한 허리를 내린다.
3 숨을 내쉬면서 시선은 배를 본다. 이때 등은 최대한 둥글게 말아 준다. 3회 이상 반복한다.

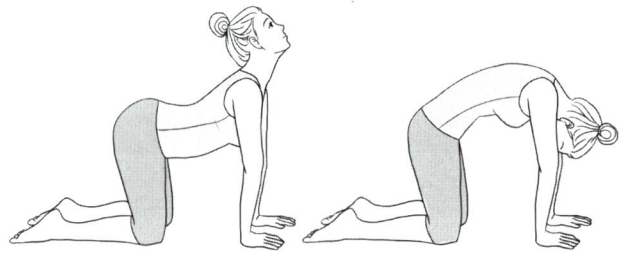

변형 아치 자세

1 천장을 보는 자세로 편하게 눕는다.
2 양다리를 어깨 너비 정도로 벌려서 무릎을 세운다.
3 양손은 엉덩이 옆 바닥을 짚는다.
4 숨을 마시면서 허리를 위로 들어 올린다. 머리는 그대로 바닥에 둔다.
5 잠시 숨을 멈추면서 양 무릎을 붙인다.
6 숨을 내쉰 다음, 자세를 유지하면서 항문 괄약근을 수축, 이완하는 동작을 반복한다.
7 숨을 내쉬면서 천천히 허리를 바닥에 내려놓는다.

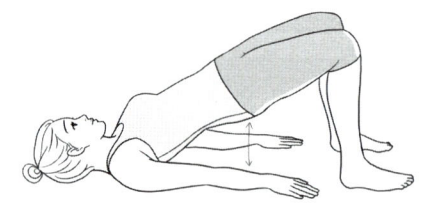

CASE 10

임신할 수 있다는 확고한 의지를 가져라

"선생님, 제가 과연 임신을 할 수 있을까요?"

서른일곱 나이에 만혼을 한 민소연 씨는 아예 서른다섯이 넘으면서부터는 결혼을 하더라도 출산은 하지 말까하는 생각이었다고 합니다. 불과 한 해 전까지만 해도, "이제 시집가서 아이를 바로 낳는다 해도 아이가 초등학교도 들어가기 전에 엄마 아빠는 이미 쉰 살을 바라보게 될 거에요. 그래서 저는 결혼을 해도 아이는 낳지 않을 생각이에요"라고 말했던 그녀입니다.

그러나 결혼을 하고 보니, 혼자서 자신의 미래를 결정하던 미혼 때와는 입장이 180°달라졌습니다. 현실은 그녀에게 늦은 결혼이니만큼 빨리 아이를 갖기를 바라고, 하루하루 시집 식구들의 채근도 심해졌다고 합니다. 남편의 눈치는 말할 것도 없고 말입니다.

그러나 더 큰 걱정은 스스로 생각하기에 임신할 자신이 없다는 점이라고 고백했습니다. 나이나 경제적 상황 등 이러저러한 이유는 둘째 치고라도, 최근 들어 급격히 생리양이 줄어들고 주기도 약간씩 늦어지는 등 이상 증후가 나타나고 있다는 것.

우선, 그녀에게 정말 아이가 갖고 싶으냐고 질문했습니다. 의사 앞까지 왔을 때는 당연히 절실한 마음으로 왔겠지만, 그래도 저는 반드시 그 질문을 합니다.

어떤 어려움이 닥쳐도 아이를 낳겠다는 의지와, 더 나이 들기 전에 생기면 낳겠다는 우유부단한 마음가짐은 치료의 효과에서도 큰 차이가 있기 때문입니다.

제가 아는 선배 한의사는 아이를 갖고 싶다고 찾아오는 사람들에게 마음속으로 기도할 것을 당부하곤 합니다. 한의학을 공부하기 위해서는 우선 동양철학에 대한 이해가 되어야 하는데, 그래서 종종 한의사들 가운데는 주역이나 명리학 등을 철학원을 하시는 분들보다 더 잘 꿰뚫고 있는 분들이 많습니다. 그런 분들은 찾아온 환자의 관상이나 생년월일만으로도 이 사람이 자식이 있는지 없는지를 짐작할 수 있는 것은 물론이고, 그 시기가 언제가 될지도 대충은 짐작할 수 있습니다.

어렵게 가진 아이를 유산하거나 사산하는 경우, 동양철학에서는 자식과의 인연이 닿지 않아서 그렇다고 생각합니다. 모든 만남과 헤어짐은 인연이 닿아야 이루어지는데, 하물며 부모 자식의 인연이야 말해서 무엇 하겠습니까. 부부의 연이 있어야 백년해로를 하듯이, 자식도 부모와 딱 맞아떨어지는 인연이 되어야 건강한 자식을 볼 수 있는 것 입니다.

그러니 그 선배님의 말씀처럼, 아이를 갖기 전부터 마음속으로 '인연 닿는 자식 만나게 해 주십시오.'라고 기도하는 것은 임신 후 태교를 하는 것만큼이나 중요한 일이라고 생각합니다.

CASE 11

임신을 위해
내 몸을
업그레이드
시켜라

―――――――

의사이기 때문에 느끼는 바가 더 크겠지만, 사람의 몸처럼 신비로운 것도 없다는 생각이 듭니다. 특히 한 생명을 키워 출산하는 여성의 몸은 더욱 경이롭습니다. 눈에 보이지도 않는 아주 작은 세포가 하루가 다르게 크는 것을 몸으로 직접 경험하고 난 소감입니다. 그래서 여성은 자기 몸을 더 많이, 잘 알고 소중하게 보살펴야 한다고 조언하고 싶습니다.

생리하는 몸, 자랑스럽고 따뜻하게 안아 주기
|

여자라면 잊을 수 없는 기억 중 하나가 바로 '초경'이 아닐까 합니다. 10대에 시작해 평균 30~40년 동안 규칙적으로 치르는 행사

아닌 행사. 생리는 한 달에 한 번씩 치른다고 해서 월경(月經)이라고도 하며, 옛날에는 몸의 나쁜 피가 빠져나간다는 속설도 있어 불결하고 더러운 것으로 치부되기도 했습니다. 하지만 실제로 건강한 여성의 생리는 색이나 냄새가 맑고 깨끗한 편입니다. 몸이 나쁠수록 생리의 양이 많거나 덩어리가 나오기도 하고 냄새가 심한 편입니다.

그래서 여성 환자들을 진단할 때 생리 상태로 건강을 확인합니다. 얼마나 규칙적인지, 통증이 심하지 않은지 생리양이 적절한지를 통해 대략적인 몸의 기운 상태를 짐작할 수 있습니다. 여성의 몸은 기의 조화와 흐름이 깨졌을 때 생리에서부터 이상 신호를 보내오기 때문입니다.

그만큼 생리는 여성 건강의 중요한 척도라는 사실을 언제나 마음속 깊이 새겨 두세요. 특히 임신을 계획하고 있는 여성이라면 난자가 정해진 날짜에 배란이 되고 임신이 되었는지 안되었는지를 확인하는 방법이 바로 생리라고 해도 과언이 아닙니다. 그러니 생리를 하는 내 몸을 기특하게 생각해야 합니다.

따뜻한 가슴이 새 생명을 품는다

여성성과 모성의 상징인 '가슴'은 아주 많은 관심을 받는 부분입니다. 가슴을 예쁘게 보이고 싶어서 예쁜 속옷을 입기도 하고 멋지게 가슴이 드러나는 옷을 입기도 하죠. 심지어 성형 수술로 원하는 크기와 모양으로 바꾸기도 합니다.

그러나 예비엄마라면 아름다운 가슴뿐 아니라 건강한 가슴을 더 중요하게 생각해야 한다고 봅니다. 왜냐하면, 엄마라는 이름으로 지낼 때의 가슴은 모양보다 기능에 충실해야 한다고 보기 때문이죠.

한편 일부 여성들은 모유 수유에 거부감을 갖고 있기도 합니다. 특히 '고령 임산부는 나이가 들면 모유 수유가 어려울 것이다', '요즘 아기들은 모유 먹기를 어려워하더라', '모유 수유를 하면 가슴이 처진다'는 등 확인되지 않은 여러 소문을 듣고 더욱 불안해하기도 합니다.

그러나 이 모든 걱정 이전에, 건강에 이상은 없는지 미리 확인해 볼 필요가 있습니다. 현대인들은 서구식 식습관이 보편화되면서 여러 질병의 위험에 노출되어 있습니다. 특히 여성의 경우 유방암 발병률이 나날이 높아지고 있지요. 미리 예방하고 조심하지 않으면 누구도 건강을 장담할 수 없는 시대를 살고 있습니다.

유방암을 예방하는 데는 '콩' 요리가 좋습니다. 콩의 단백질인 이소플라본은 유방암의 원인이 되는 에스트로겐의 변형을 막고, 양을 조절하는 효과가 탁월하다고 알려져 있습니다.

생리를 할 때 가슴이 딱딱해지고 아프다는 것은 자궁과 가슴이 함께 엄마가 될 준비를 하고 있다는 증거이기도 합니다. 그래서 자궁만큼이나 보듬고 사랑해 줘야 할 곳이 바로 가슴입니다. 따뜻하고 건강한 가슴으로 새 생명을 안겠다는 각오. 엄마가 할 수 있는 가장 소중하고 아름다운 일이 아닐까요?

갑자기 바꾸면 몸도 지친다

우리의 몸은 아주 예민해서 환경이 갑자기 바뀌면 적응하는데 시간이 필요합니다. 출장이나 여행을 가면 잠자리가 바뀌어 쉽게 잠들지 못하는 경험을 한두 번은 해 보았을 것입니다. 또 어두운 밤길을 걷는데 갑자기 환한 빛이 비치면 눈을 못 뜨고 놀라게 됩니다.
마찬가지로 어느 날 갑자기 몸을 건강하게 만들겠다고 약을 먹거나 격한 운동을 하고 식습관을 확 바꾸면 몸에 무리가 갑니다. 비만이라고해서 당장 굶으면 겨우 며칠도 못 가서 쓰러지고 마는 것처럼 마음만 급하다고 순식간에 건강이 얻어지는 것은 아닙니다.
몸은 자연과 마찬가지라고 생각하세요. 싹도 틔우지 않았는데 열매를 얻을 수 없는 것처럼, 준비가 되지 않았는데 좋은 결과를 얻을 수는 없습니다.

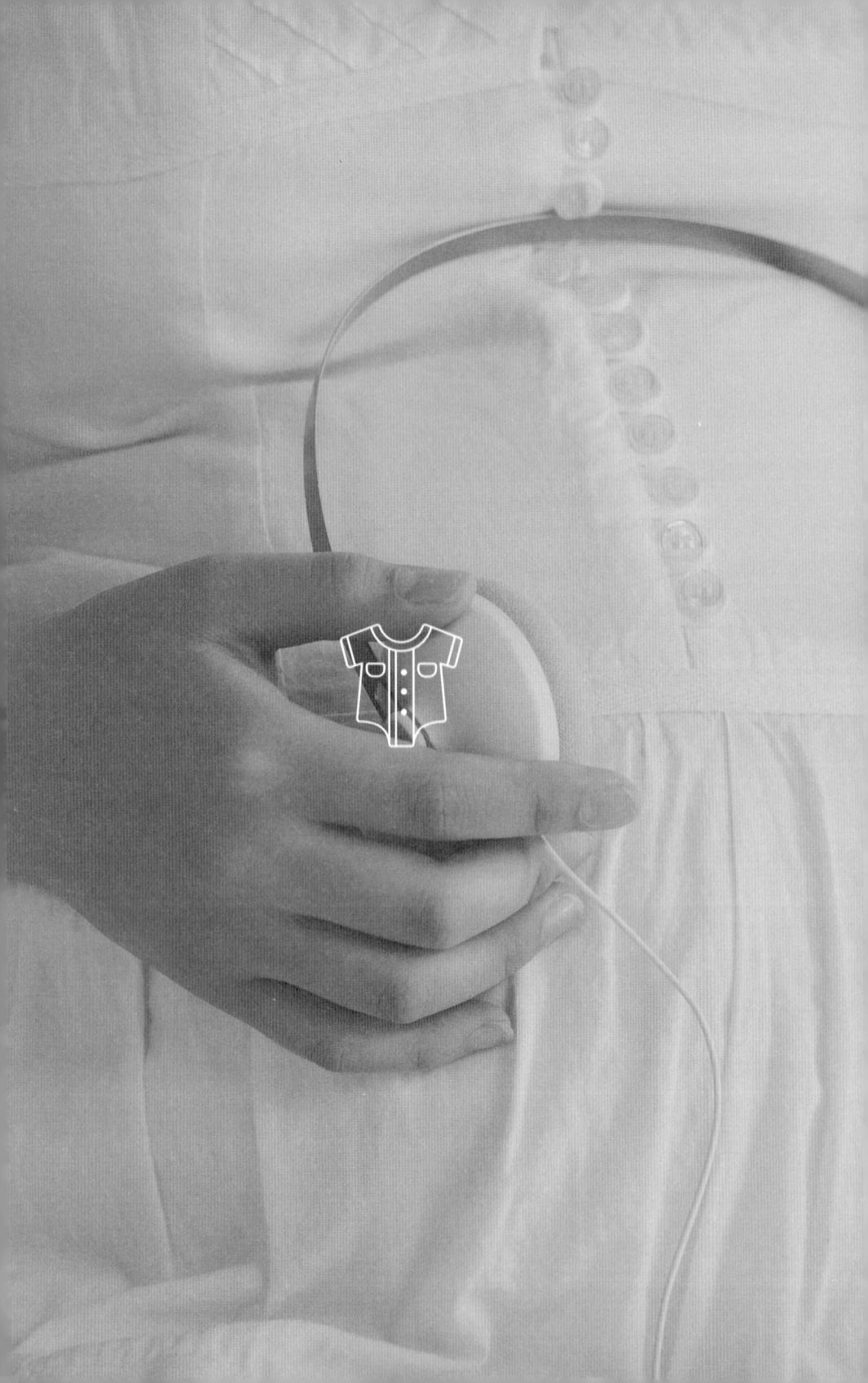

PART 2

체.질.을
고쳐야 임신이
빠르다

**고령 출산을 앞둔 사람들이
체크해야 할 질병 및 체질**

임신이 잘되게 하기 위한 모든 노하우

CASE 1

임신이
잘되는 체질로
만들어라

혹시 자신이 무슨 체질에 속하는지 정확하게 알고 계신가요? 최근 들어 체질에 대한 관심이 많아 지는 것 같습니다. 체질에 따른 특성과 좋고 나쁜 것을 알아내 건강을 지키려는 노력이 몇 년 전부터 붐처럼 일고 있습니다. 그러나 체질 감별은 섣불리 할 수 있는 것이 아니고, 사람마다 체질적인 특성이 다르기 때문에 정확한 진단은 한의사에게 맡기는 것이 좋습니다.

각 체질마다 다른 체질에 비해 상대적으로 더 건강한 부분과 허약한 부분이 있다는 것은 널리 알려진 사실입니다. '건강하다'는 의미는 특히 허약한 부분을 건강하게 만들어 균형이 맞추는 것이기도 합니다.

결국 몸의 기운이 조화를 이루었을 때, 가장 건강한 상태라고 할 수 있겠지요. 여기에서 주목할 부분은 '조화'인데 함께 잘 어울린다, 균형이 맞는다는 의미로 보면 됩니다. '조화'는 서양에서도 중요하게 여기기는 하지만, 특히 동양의 사상이나 의학에서는 모든 것의 기초이자 근본입니다. 그래서 '음양의 조화'는 한방 의학의 기초가 되는 철학이기도 한 것이고요.

이렇게 좀 지루하지만 원론적인 체질 이야기를 한 이유는 체질마다 어떤 부분이 더 건강하고 더 허약한 부분이 있다는 것을 설명하기 위함입니다. 다른 사람에 비해 체질적으로 자궁이나 생식기가 건강하게 타고 났다면 임신에 유리하고, 반대로 허약하면 임신하기에 어려울 수 있습니다. 이제, 임신이 잘되는 체질과 그렇지 않은 체질의 차이점을 아시겠지요?

임신이 어려운 하체 부실형 양인(陽人)

머리와 목이 튼실한 반면, 하체가 약하고 엉덩이가 작은 태양인은 한국 사람들에게서는 무척 드문 체질이라 할 수 있습니다. 간이 약해 혈액이 부족해지기 쉬운 특징을 지니고 있는데, 하체에 음혈이 부족해지면 자궁에 기와 혈이 잘 돌지 않아 자궁 발육도 더디고 불임이 되기도 합니다. 사상체질에 의하면 불임의 확률이 가장 높은 체질입니다.

따라서 태양인의 기질이 많은 사람은 상승하는 기운을 아래로 끌어내려 부실한 하체를 튼실하게 만들어야 합니다. 음식은 담백한 채소나 해물이 좋으며 찬물과 냉욕 등이 좋습니다. 담배나 술이 극도로 해로운 체질이니 만약 즐기고 있다면 꼭 끊어야 합니다.

태양인과 비슷하게 열이 많은 소양인도 상체가 실하고 하체가 약한 체질입니다. 열이 많아 음기가 부족해지기 쉽고, 생리할 때 열을 동반하거나 생리 불순이 되기도 합니다. 신장과 비뇨기 계통, 생식 기능이 약해서 다산하기 어려운 체질이라고 옛 문헌에 나와 있지요. 그러나 태양인과 마찬가지로 열을 내리는 식단과 하체를 튼튼하게 하는 생활 습관을 들이면 자궁과 하체가 건강해질 수 있습니다.

양기를 보충해야 하는 하체 튼실형 음인(陰人)

|

키와 몸집이 작은 소음인은 신장 기능과 비뇨, 생식 기능이 강하며 자궁도 튼튼한 편이라 임신이 잘되는 체질로 알려져 있습니다. 그러나 양기가 부족한 체질이라 위장과 내장 기관들이 차가워지기 쉽습니다.

그래서 냉증에도 걸리기 쉬운데, 자궁이 차가우면 생리 불순과 질병을 부르고 임신도 어려워진다는 사실은 앞서 말씀드린 것과 같습니다.

따라서 소음인은 선천적으로는 임신에 유리한 체질이지만 관리를 잘못하면 하체 비만과 불임도 생길 수 있음을 명심해야 합니다. 열이 많이 나는 재료들로 조리하고, 소화가 잘되는 부드럽고 따뜻한 음식이 잘 맞습니다. 땀을 많이 내면 오히려 좋지 않으므로 격한 운동보다는 조깅이나 스트레칭 등의 가벼운 운동을 꾸준히 하는 것이 좋습니다.

체격이 크고 이목구비도 시원시원하게 생긴 태음인은 소음인과 마찬가지로 상체보다 하체가 더 건강한 체질입니다. 간이 건강해서 기와 혈이 많기는 한데, 열이 많아 간과 소장에 쌓이면 생리 불순이 되기 쉽습니다. 땀을 잘 흘리고 대소변을 잘 본다는 것은 건강하다는 증거이지만 반대로 이런 체질은 몸이 안 좋을수록 변비가 생기기 쉽다는 뜻이기도 합니다. 변비는 곧 숙변이 되는데 몸속에 독소가 되어 쌓이게 되면 변비 때문에 비만이 되기도 합니다. 소화 흡수가 잘되는 체질이라 식욕을 절제하지 않으면 역시 비만이 되기 쉽습니다. 뒤에 자세히 다루겠지만 비만 체질은 불임의 큰 원인 중 하나입니다. 소음인과 반대로, 태음인에게는 땀을 흘리는 좀 격렬한 운동도 권할 만합니다. 변비를 없앨 수 있도록 채소를 많이 섭취하세요.

CASE 2

불임 체질로
가는 것을
막아라

나이는 35세이지만 건강만큼은 20대 못지않다고 늘 호언장담하던 박영애 씨. 겉으로 보기에는 큰 키에 균형잡힌 몸매여서 모두들 건강을 의심하지 않았다고 합니다. 생리통이 심한 것 빼고는 불편하거나 아픈 곳 하나 없어 병원에 가 본 적이 없었던 그녀가, 어두운 얼굴로 내원했던 것은 '자궁 내막증'때문이었습니다. 이것이 건강한데도 불구하고 아이를 가질 수 없었던 이유입니다. 자신도 모르게 불임 체질로 가고 있었던 것입니다.

자궁에 청정지대를 허하라

|

이렇게 '눈에 보이는 건강'과 '임신에 적합한 건강'은 다를 수 있습

니다. 그렇다면 어떤 상태가 임신에 좋은 건강 상태일까요? 임신의 핵심 기관인 자궁과 난소에 이상이 없고, 정상적으로 호르몬이 작용하며 기의 흐름에 가감이 없어야 합니다. 그러나 고령이 될수록 자궁과 난소가 허약해지고 종종 질병이 생깁니다. 이는 환경적, 생리학적 요인이 작용하기 때문인데요, 최대한 이런 악조건을 피하고 미리 예방하는 것이 바로 불임으로 가는 체질을 막는 방법이 되겠습니다. 자궁이 깨끗하고 건강할수록 건강한 아이를 가질 수 있습니다.

먼저, 자궁과 난소 질환을 알아보기 전에 자궁의 구조에 대해 잠깐 설명을 하겠습니다. 자궁은 양옆으로 두 개의 나팔관이 뻗어 나가 있고, 아래로 내려올수록 역삼각형의 서양 배에 가까운 모양을 하고 있습니다. 보통 크기는 8~9cm, 무게는 75g 정도입니다. 자궁벽은 안에서부터 자궁 내막, 자궁근층, 장막의 3가지 층으로 이뤄져 있습니다. 이 중에서 가장 안에 있는 자궁 내막은 임신을 준비하는 배란기에 혈액이 공급되어 팽창되었다가 임신이 되지 않으면 부풀어 올랐던 부분들이 떨어져 나가 생리혈로 배출됩니다.

자궁 질환 치료, 불임과 임신 사이

|

여성이라면 거의 대부분이 평생 한 번은 걸린다고 할 정도로 흔한

것이 자궁 관련 질환입니다. 그렇지만 모든 병이 그렇듯 심각한 후유증을 초래하는 것도 있고, 병 자체가 임신에 치명적인 경우도 있습니다.

따라서 자궁과 난소 등 생식 기관에 생기는 질병은 꼭 제대로 치료를 하고 넘어가야 합니다. 한 가지 주의할 점이 있는데요, 여성 호르몬이나 몸에 좋다는 건강보조식품 등은 체질에 맞지 않을 경우 자궁 질환을 유발할 가능성이 아주 높습니다. 주변 사람들의 부추김이나 소문, 검증되지 않은 효과에 넘어가서 무턱대고 복용하지 않도록 주의하세요.

자궁 질환 중에서 자칫 잘못하면 불임이 될 가능성이 높은 것 중 하나가 자궁 내막증입니다. 이것은 자궁 내막 조직이 자궁 밖의 기관에 위치해 있는 이상 증상입니다. 흔히 난소나 나팔관, 질 등에서 많이 발견됩니다. 생리통이 심하거나 부부생활 중에 불쾌감을 느끼는 것이 증상이라고 할 수 있는데, 간혹 아무런 증상을 못 느끼기도 합니다. 자궁내막증을 앓은 환자 중 20% 정도가 불임으로 이어질 수 있다는 임상 결과가 말하듯, 임신을 준비하는 사람에게는 반드시 적절한 치료를 요하는 질환 중 하나입니다.

그 다음으로, 불임 환자의 대다수에서 그 증상이 보이는 다낭성난소낭종이 있습니다. 초음파를 통해 살펴보면, 포도송이처럼 여러 개의 난소가 덩어리를 이루고 있는 형상을 보입니다. 원래 정상적인 여성의 경우 한 달에 한 번 배란할 때마다 하나의 난포가 성숙되어야 하는데, 다낭성의 경우에는 포도송이 같은 난소에서 20개 이상 다수의 난포가 생겨나는 증상을 보입니다. 온전한 하나의 난포가 자라야 할 곳에서 여러 개의 미성숙한 난포들이 자라나게 되어서 심하게는 무배란이나 배란 장애를 초래하게 됩니다. 이 난포들이 난소 안에 그대로 있다 보면 혹처럼 자라게 되어 배란이 잘 안되고 생리가 끊어지는 무월경이 되기도 합니다. 자칫 자궁 내막 암으로 발전할 수 있고 불임으로 이어질 확률도 높습니다. 다낭성 난소낭종의 일반적인 증상으로는 생리 주기가 불확실하고 몸에 털이 많으며 여드름이 나는 증상을 수반합니다. 이는 체내에 남성 호르몬의 수치가 높아져서 나타나는 증상으로, 조기에 발견해서 적절한 치료를 하면 불임을 막을 수 있습니다.

다음으로 가임기 여성 중 24% 정도가 겪는다는 자궁 근종을 알아볼까요. 자궁 근종은 흔히 '물혹'이라고도 합니다. 이 물혹의 정확한 정체는 섬유조직인데, 자궁 내막, 근육층 중간, 혹은 복막층 세 군데에 가장 많이 생깁니다. 자궁 근종이 생긴 여성들은 비정상 자궁 출혈과 생리통에 시달리게 됩니다. 또 심한 복통과 빈혈 등을 동반하기도 합니다. 초음파로도 충분히 진단이 가능하므로 평소 이런 증상이 있어 자궁 근종이 의심되면 진단을 받아보는 것도 좋습니다. 이것은 여성들에게 아주 흔한 증상들이니, '나는 예외겠지'라고 생각했다가 나중에 더 크게 발전해 수습하기 어려워질 수도 있습니다. 자궁 근종을 치료하는 데는 약물 요법과 수술 요법 등이 있습니다만, 환자나 의사 모두 수술 요법보다는 약물 요법을 선호하고 있습니다.

그러나 이 모든 질환과 질병을 물리치는 가장 좋은 치료는 혈액 순환에 좋은 운동과 식이 요법입니다. 이는 어떤 질병에도 맞는 '건강의 기본' 수칙이기도 한데요, 임신이야말로 기본에 충실할 때 자연히 이뤄지는 것이라는 뜻이 아닐까 생각해 봅니다. 아이를 잉태하는 것은 자연의 섭리 중 하나일 테니까 말이죠.

CASE 3

한약도 먹을 수 있으면 먹어라

"어혈이 쌓여서 이렇게 아팠던 겁니다. 일단 어혈을 푸는 약을 먹으면서 자궁을 튼튼하게 하는 것이 중요해요."

생리통이 심하고 나이답지 않게 몸 여기저기가 자주 쑤시고 결려서 내원했던 박정현 씨. 32세인 그녀는 3년 전 결혼을 앞두고 자궁근종 진단을 받아 2차례나 수술을 했던 이력이 있었습니다. 그 동안 어깨며 허리가 아플 때마다 직장 생활이 힘들고 무리해서 그런가보다 하면서 넘겼는데 임신을 계획하면서 건강한 몸만들기를 위해 내원한 경우였습니다. 어혈을 푸는 약과 침 치료 등을 받고 몸이 날아갈 듯 가벼워지고, 곧 임신이 되었다는 연락을 해 왔습니다.

한의원에서 진단을 받아 본 여성들이라면 한번쯤 '어혈'이라는 말을 들어봤을 겁니다. 흔히 '나쁜 피'라고 통칭하는 '어혈'은 중성 지방이 많아서 탁해진 혈액, 산화 물질 등으로 오염된 혈액, 또는 혈액이 정체되어 흐르지 못하고 뭉쳐 있는 상태 등을 말합니다.

막힌 혈을 뚫으면 임신 기운이 술술 뚫린다

어혈은 기혈 순환을 막는 원인인 동시에, 질환이나 질병의 결과로 나타나기도 합니다. 박정현 씨의 경우처럼 자궁에 질환이 생기는 원인이 되기도 하지만, 어떤 질환이나 사고를 겪고 난 다음 허약해진 몸을 제대로 보강해 주지 못했을 때 생겨나기도 합니다. 교통사고를 당했는데 가볍게 생각하고 별다른 치료를 하지 않았다가, 시간이 지난 후에 몸 여기저기가 아픈 경우처럼 말이지요. 충격을 받은 당시 모세 혈관 속의 피가 혈관 밖으로 튕겨 나갔다가, 이후에 어혈이 되어 통증이나 질환을 유발하는 경우지요.

스트레스도 어혈이 생기는 원인이 됩니다. 스트레스의 강도가 심해 '기(氣)'가 막히는 기체증 상태가 계속되면 혈의 순환이 막혀 어혈이 생길 수 있습니다. 심하면 탈수증을 일으키고 쓰러지는 응급 상황이 생길 수도 있구요.

특히 몸이 몹시 찬 체질의 여성이 몸을 차게 만드는 생활 습관과 환경에 노출된 경우, 혹은 너무 과도하게 뜨거워서 열이 많은 체질일 때도 자궁 부위에 어혈이 생기기 쉽습니다. 자궁 부위에 어혈이 생기면 생리혈의 색이 짙고 검은색에 가까워지면서 생리양도 줄어듭니다. 생리통이 심해져서 허리를 펴지도 못할 정도가 되기도 합니다. 결과적으로 어혈로 인해 자궁의 기혈 순환이 흐트러져, 난소나 자궁이 제 기능을 못하고 망가지게 됩니다. 심할 경우 불임으로 이어질 수도 있고요. 또, 어혈이 몸 여기저기에 쌓여 있으면 노폐물이 빠져나가지 못하고 순환이 막혀서 비만이 되기 쉽습니다. 비만과 임신의 자세한 상관관계는 다시 다루겠지만, 비만 환자는 확률적으로 임신하기가 어렵다고 생각됩니다.

어혈을 푸는 처방에는 맑고 깨끗한 피 만들기에 효과가 좋은 당귀, 천궁, 홍화, 삼릉, 목단피 등의 한약재를 사용합니다. 이때 체질이 차가운지 더운지, 기가 센지 약한지도 따져서 처방합니다.

일상생활에서 어혈을 예방하거나 푸는 데 효과가 있는 먹을거리도 있습니다. 갑오징어는 자궁의 혈액 순환을 돕고 부족한 혈을 보강해 줍니다. 당귀차도 혈액 순환을 돕고 혈을 보충해 주는 효과가 있습니다. 여성들에게 좋은 한방차 만들기도 소개할 테니, 이제 커피나 탄산 음료수는 끊고 한방차를 가까이 해보세요.

예민해서 더 살뜰히 보살펴야 할 자궁

자궁은 참으로 예민한 동네입니다. 눈에 보이지도 않는 호르몬의 작용으로 임신을 준비하느라 벽이 부풀었다 가라앉기도 하고, 수시로 작은 혹들이 자라기도 합니다. 자궁벽은 한 달에 한 번 임신을 준비하면서 혈관으로 벽을 쌓을 정도입니다.

자궁은 너무 차가워도, 또는 너무 더워도 좋지 않습니다. 그래서 자궁이 너무 차면 따뜻하게 하고, 너무 더우면 열을 내리는 처방을 씁니다. 자궁이 약하면 어떤 일이 생길지 쉽게 예측할 수 있을 것입니다. 수정 된 태아가 착상하기도 어렵고, 착상했다 하더라도 자궁이 약하면 유산의 위험이 커집니다.

그리고 자궁을 튼튼하게 해 주는 약은 혈액 순환을 원활하게 해 줄 뿐 아니라 '기혈'을 더하는 효과까지 있어야 합니다. 녹용, 구기자, 당귀, 천궁, 홍화, 백작약, 진피 등이 자궁의 기능을 돕고 따뜻하게 하는 약재로 손꼽힙니다.

성급한 환자들은 한약 한두 번 먹고 침이나 뜸 몇 번 맞은 후에 왜 금세 몸이 나아지지 않느냐고 볼멘소리를 하기도 합니다. 이럴 때 저는 "하루아침에 아픈 것 탈탈 털고 건강해지는 약은 없다"고 설명하고, 치료를 통해 우리 몸이 어떻게 변해 가고 있는지 그 과정을 설명해 드립니다.

치료는 보이지 않는 곳에서 일어나는 일입니다. 그래서 더 세심하게 공을 들여야 한다고 생각합니다. 10여 년 전만 하더라도, 한약 달이기는 '정성이 반'이나 들어가는 일이었고 아무나 할 수 없는 것이었습니다.

한의원에서 약재를 지어 주면 집에서 달여 먹어야 했는데, 물을 맞추고 불을 조절하고 타지 않도록 오랜 시간 지켜봐야 하기 때문에 약을 먹고 건강해지기를 바라는 '간절한 마음'이 없으면 하기 힘든 일이었습니다.

급변하는 현대 사회에서 자칫 건강에 대한 가치도 '빨리빨리'로 바뀌는 것 같아 아쉬운 마음이 들 때가 있습니다. 알면 알수록 오묘하고 신기한 우리의 몸을 진단하고 치료하는 길은 어쩌면 옛 선조들이 한약을 달이는 것처럼 정성스럽게 신경 써야 하는 것이 아닐까 하는 생각이 드는군요.

{ 여자 몸에 좋은 한방차 }

약재 중에서 여자 몸에 좋은 것들은 당귀, 쑥, 익모초 등이 있는데, 특히 자두나 석류 등의 붉은색 열매에는 여성 호르몬과 비슷한 성분이 들어 있어 생식기 기능을 활성화 시킨다. 단, 익모초는 찬 성질이 강하기 때문에 몸이 차갑고 마른 사람, 생리혈이 묽은 사람에게는 좋지 않다. 한방차는 대부분 맛이 쓰거나 떫어 먹기 힘들 수도 있으니, 처음에는 조금만 만들어서 먹어 보고 너무 쓰면 꿀을 넣어 마시면 된다.

당귀차
〈동의보감〉에 의하면 당귀는 나쁜 피를 몰아내고 새 피를 만드는 작용을 돕고 새살이 나게 하는 역할을 한다. 혈액 순환을 도와 어혈을 풀고 냉증이나 빈혈 등에도 좋다. 손발이나 아랫배가 찬 사람에게 특히 좋으며, 하체 비만에도 효과적이다.
재료 : 당귀 10g, 물 300~ 500㎖
만드는 법 : 깨끗하게 씻은 당귀를 담고 물을 부어 끓이는데, 한 번 끓고 나면 약한 불에 달인다. 생강을 넣어도 좋다.

쑥차
자궁을 따뜻하게 하는 효능이 있어, 생리 불순에 좋고 차로 마시거나 좌훈 요법에도 많이 쓰인다.
재료 : 말린 쑥 한 줌에 물 한 잔
만드는 법 : 쑥 가루나 말린 쑥을 넣고, 끓는 물을 넣어 우려낸 후 마신다.

익모초차
혈액 순환에 좋고 어혈을 풀어 주며 자궁 수축력을 높여 주어 불임에 좋다.
재료 : 익모초 60g, 물 300㎖
만드는 법 : 익모초에 찬 물을 붓고 은근히 끓여서 우려낸다. 쓴맛이 강하므로 흑설탕이나 꿀을 조금 타서 먹으면 좋다.

삼지구엽초차

매자나무과에 속하는 약초로 강장 효과가 뛰어난 약재. 성호르몬 분비를 촉진시킨다. 뜨거운 성질이니 몸에 열이 많은 사람은 삼간다.
재료 : 삼지구엽초 20g, 물 300~500㎖
만드는법 : 다관에 삼지구엽초와 물을 넣고 끓이다가 약한 불에 달인다.

구기자차

간 기능을 보호하는 작용이 뛰어나서, 피로회복을 돕고 당뇨병을 예방하는 효과도 있다. 한의학에서는 강장제, 해열제로 쓰이는데 정신이 맑아지는 효과도 있다. 지방을 제거하는 효과도 있어 다이어트에 도움이 된다. 하루에 5잔 정도 마시면 좋다.
재료 : 구기자 40g, 물 1200㎖
만드는법 : 깨끗이 씻은 구기자에 물을 넣고 한 번 팔팔 끓인 다음 약한 불에 30분 정도 달인다. 식혀서 물처럼 마시거나 따뜻할 때 차로 마신다.

복분자차

비타민 C가 다량 함유되어 있고, 〈동의보감〉에 의하면 자궁과 난소 등을 따뜻하게 해 준다. 이뇨 작용을 도와 노폐물을 배출시키는 효과도 좋다.
재료 : 복분자 30g, 물 1000㎖
만드는법 : 복분자와 물을 넣고 끓인 다음, 약한 불에 30분 정도 달인다.

홍화차

성질이 따뜻해서 골반 내의 혈액 순환을 촉진시킨다. 생리 불순에 좋고, 자궁 수축력을 높여 임신 전과 출산 후에 좋다. 콜레스테롤 수치를 내려주므로 고혈압에도 좋다. 단, 임신 중에는 자궁을 수축시켜 조산의 위험이 있으므로 복용을 금한다.
재료 : 홍화 3g
만드는법 : 홍화를 찻잔에 넣고 뜨거운 물을 부어 5분 정도 우려내서 마신다.

CASE 4

임신을
앞당기려면
내 몸의 독을
빼라

―――――

"내 눈으로 직접 독소가 빠져나가는 걸 보는 것이 이렇게 놀라운 일인 줄 몰랐어요."

눈으로 독소를 본다니? 무슨 뚱딴지같은 소리인가 하시겠지만, 방금 장세척을 마친 29세의 김미진 씨는 저와 함께 독소가 시원하게 나오는 것을 확인했습니다.

독소는 말 그대로 '독이 되는 물질'을 말하는데요, 한방에서는 '담음(痰飮)'이라고 합니다. 일반적으로 독소는 외부에서 몸 안으로 들어오는 것으로만 생각하기 쉽습니다. 그러나 많은 경우 몸 안에서도 생겨난다는 사실. 우선, 호흡만 하더라도 산소가 체내에 들어가 에너지로 바뀌면서 이산화탄소와 활성산소를 만듭니다. 또, 음식을 먹으면 소화 흡수되면서 수많은 대사 산화 물질이 생기고 유해 세균도 번식합니다(그러나 자연스럽게 생기는 유해 물질은 체내 면역력을 높이기 위해 꼭 필요하기도 합니다).

문제는 독소들의 과잉 상태입니다. 아무리 좋은 음식도 과식하고 제대로 씹지 않거나 심하게 스트레스를 받으면 소화나 흡수가 잘 되지 않습니다. 이 과잉 생산된 노폐물은 제대로 배출되지 못해 장 곳곳에 끈적끈적한 콜타르처럼 검게 변해 붙어있게 됩니다. 게다가 시간이 지나면 산화되고 부패하면서 암모니아, 메탄, 아질산, 아민, 페놀, 요소 등의 발암성 물질과 400여 종에 달하는 유해 세균이 급속히 증가합니다.

건강한 상태라면 독소는 간에서 해독 작용을 거치고 신장을 통해 걸러져 밖으로 배출됩니다. 그러나 간의 능력도 한계가 있는 법. 해독 기능에 이상이 생기거나 약해지면 미처 해독되지 못한 독소들이 혈액을 따라 몸을 떠돕니다. 이렇게 독소에 오염된 혈액은 순환 장애를 일으켜 산소와 호르몬 등의 공급이 나빠집니다. 게다가 혈관 벽에 독소와 노폐물들이 쌓여 혈관이 좁아지고 독소들이 세포를 공격해 아주 다양한 병을 유발합니다.

이로 인해 생기는 질환이나 질병을 꼽아 볼까요? 고혈압, 동맥경화, 협심증, 당뇨병, 정력 감퇴, 냉증, 요통, 복통, 불면증, 만성 피로, 우울증, 수족 냉증, 의욕저하, 신장 기능 저하로 인한 부종, 피부병…. 어떠세요? 벌써 몇 가지만 들어도 머리가 지끈거리지요?

독소의 영향력이 이 정도이다 보니 당연히 임신에도 직접, 간접적으로 영향을 미칩니다. 오염된 피는 온몸 구석구석 연결된 혈관을 따라 돌아다니다가 자궁이며 난소에도 쌓이죠. 그러면 어혈이 생길 수도 있고 혈액 순환이 잘 안되어 냉증이 올 수 있습니다. 또, 원래 열이 많은 체질은 열을 배출하지 못해 자궁에 과도하게 열이 차 불임이 될 수도 있습니다.

이쯤 되고 보면 독소는 만병의 근원이자, 임신을 방해하는 훼방꾼이라고 할 수 있습니다.

몸이 맑아지는 해독 요법

|

어떤 전염병이나 질병의 원인을 찾아 예방하는 것을 '역학 조사'라고 합니다. 흔히 식중독이 돌면 가장 먼저 시작하는 일이 바로 이것이죠. 몸 안의 독소를 해소하고 배출하는 것은 바로 이 역학 조사와 비슷한 과정입니다. 물론 질환이나 질병의 원인이 100% 독소 때문이라고 할 수는 없지만 중요한 요인이라는 것은 부인할 수 없습니다.

독소에 오염된 혈액을 맑게 만들면서 몸 안의 독소를 제거하는 방법으로 한방에서는 청장 요법(대장 세척)을 사용합니다. 얼핏 들으면 관장 요법과 비슷하다고 생각할 수 있겠지만, 청장 요법은 단순히 대변을 빼내는 수준이 아닙니다. 식수로 써도 될 만큼 깨끗한 특수 수액을 이용해 대장 내벽을 마사지하고 운동 시켜서 숙변을 제거합니다. 이로 인해 장에 쌓였던 독소를 배출하고 유익한 세균의 균형을 바로잡을 수 있습니다.

병원마다 약간씩 차이는 있겠지만, 저희 병원의 해독 프로그램을 예로 들어볼까요. 우선 이틀에 한 번씩 5회에 걸쳐 장세척을 합니다. 장세척에 필요한 기계는 물론 현대 의학의 산물로 생산된 최첨단 기계인만큼, 양방에서 사용하는 것과 유사하다고 보셔도 됩니다. 그러나 한방에서는 단순히 장만 세척하는 것이 아니라 침과 물리치료, 부항 등을 통해 일시적으로 허해진 장의 기능을 보충하지요. 이 점이 바로 양의학에서 시행하는 해독 요법과 한방에서 시행하는 해독 요법의 근본적인 차이라고 할 수 있습니다. 이처럼 기본 10일 해독 프로그램만으로도 몸속에 쌓인 독소의 대부분은 제거됩니다. 비만 치료는 물론이고 몸 전체를 깨끗하게 만드는 근본 치료라고 할 수 있지요.

그러나 이런 직접적인 해독 요법 외에도 음식이나 명상으로도 독소를 없앨 수 있습니다. 특히 해독 효과가 탁월한 음식을 소개해볼까요? 브로콜리는 해독에 꼭 필요한 인돌(Indol) 합성물을 만듭니다. 녹차는 WHO(국제보건기구)에서 지정한 1급 발암물질 다이옥신의 흡수를 억제합니다. 또, 미역, 굴, 전복 등의 해조류는 납과

농약을 배출시키는 효과가 뛰어나고, 마늘은 특히 수은 해독에 좋은 음식이지요.

최근 들어 웰빙의 바람을 타고 '디톡스(Detox=해독)'도 유행이라고 하는군요. 디톡스가 주목받게 된 배경에는 환경 호르몬과 유해 물질에 둘러싸인 현대의 환경이 한몫을 하는 것 같습니다. 세계적인 장수마을이 맑고 깨끗한 공기와 물을 갖고 있는 청정지역에 있다는 사실을 상기해 보세요.

한 번의 독소 배출로 내 몸이 청정해졌다고 생각하는 것은 금물입니다. 우리 몸을 오염시키는 요소는 일상생활 곳곳에 도사리고 있으며, 몸 안으로 들어오는 음식물들은 언제든 우리 몸을 오염시킬 준비를 갖추고 있으니까요. 설사 티끌 하나 없이 깨끗한 상태라 하더라도 얼마든지 다시 쌓일 수 있습니다. 한두 번의 기계적인 배출보다는 평소 생활습관에서 디톡스를 실천하는 것이 중요합니다.

CASE 5

잘 붓는 체질을
방치하지 말아라

"어휴, 저는 물 한 모금 안 먹고 자도 아침에 일어나면 얼굴이 보름달이 돼요"

한숨을 포옥 내쉬면서 걱정스럽게 얘기하는 39세의 김혜경 씨. 처음에는 만성 피로 때문에 그런가 보다 하며 피로 회복제를 사 먹으면서 무시했는데 증세는 좀처럼 호전되지 않았다고 합니다. 그렇게 3개월이 흐른 뒤 우연히 몸무게를 재보니 무려 15kg이나 늘었다고 하는군요.

환자들 중에는 이처럼 몸이 붓는 것을 일시적 현상으로만 받아들여 방치하다가 그만 비만으로 발전하는 경우가 많습니다. 또 몸이 붓는 것은 신장에 이상이 있어서라는 말만 믿고 무조건 신장약을 먹다가 낭패를 보는 경우도 심심찮게 있습니다. 결국, 왜 붓는지 근본 원인을 정확하게 알지 못해서 생긴 안타까운 결과라 하겠습니다.

부종이 생기는 원인은 크게 두 가지입니다. 첫째는 비신(脾腎)의 기능이 저하되어 생기는 것으로, 소화 기능과 몸 안의 열 에너지가 약한 경우 부종이 생길 가능성이 높습니다. 이런 체질은 생리를 할 때는 몸 안의 기능이 현저하게 떨어져 수분이 몸속으로 전달되지 못하고 한 곳에 모입니다. 부종은 바로 이럴 때 생깁니다. 조금만 많이 먹어도 속이 더부룩하고, 손발이 차며 가끔 속이 울렁거리기도 합니다. 종종 머리가 어지럽고 가슴이 두근거리며 다른 사람에 비해 피곤함을 빨리 느끼는데, 특히 다리나 하체가 잘 붓는 것이 특징입니다.

둘째는 스트레스나 비만 등에 의해 순환이 안되어 부종이 생기는 경우입니다. 위에 말씀드린 김혜경 씨가 바로 이런 예입니다. 물론 신장이나 심장의 이상으로 인해 붓는 경우도 있지만, 어쨌든 몸이 붓는다는 것은 비만의 대표적인 전조 현상입니다. 피부가 푸석푸석해지면서 몸이 무거워지는 느낌 등도 비만의 징후이므로 붓는 증상과 함께 나타나면 비만이 시작되었다고 보아도 무방합니다.

부기는 특히 피곤한 날 절정에 달하며, 기혈 순환이 막혀 몸의 신진대사가 원활하지 못하기 때문에 생깁니다. 이 경우 기혈 순환이 잘 되도록 체질을 개선하는 한약을 복용하고 침 치료를 받으면 많은 차도를 볼 수 있습니다. 치료에 의해 부기가 빠지고 비만도 자연스럽게 해소되면 몸의 전체적인 상태도 정상을 찾아갑니다.

얕볼 수 없는 무서운 증상, 월경 전 부종

|

생리가 시작되기 전이면 반드시 몸이 붓는다고 하소연하는 35세의 신지영 씨. 그녀의 증상은 '월경 전 부종(Premenstrual Edema)'입니다. 보통 생리가 시작되기 3~5일 전부터 붓기 시작하는데, 이보다 10일 정도 전(배란기)에 부종이 생기는 사람도 있습니다. 그리고 생리가 시작되면 소변이 자주 마려워지면서 붓기가 갑자기 사라집니다.

이 증상은 이름에서도 알 수 있듯이 생리를 하는 가임 여성 누구에게나 일어날 수 있는 일이지만, 특히 30대 여성에게 잘 나타나는 것으로 알려져 있습니다. 심하면 얼굴과 눈까지 붓고, 발과 발목이 부풀어 오르기도 합니다.

그런데 생리가 끝난 다음에도 손발의 부종이 심해지면서 배가 부어오르는 경우가 있습니다. 메스껍고 구토증이 생기기도 하고, 소변이 통하지 않게 되면서 정신을 잃는 위험한 경우까지 발생합니다. 이런 분들은 기혈 순환이 심하게 막힌 상태이니 반드시 의사의 진단을 받아야 합니다.

한편, 소변이 시원하게 나오지 않으면서 몸이 붓다가 생리가 끊기는 경우도 있는데, 이런 증상을 치료하지 않으면 점차적으로 방광의 기능이 약해져서 더 큰 질병을 부릅니다. 주요 증상은 소변이 잘 나오지 않고, 어떤 때는 배가 북처럼 부어오르고 옆구리가 아프면서 앉거나 눕지 못하게 됩니다.

경희의료원에 재직할 때, 월경 전 부종으로 인해 심한 기침과 호흡곤란을 호소하는 환자를 본 적도 있습니다. 그녀는 앞서 언급한 모든 증상을 혼자서 참다가, 급기야 구급차에 실려 응급실로 들어온 경우였습니다. 미리 치료를 받았다면 그토록 심한 고통을 겪지는 않았을 텐데….

기억하세요. 대부분의 여성 질환은 시간이 갈수록 병을 키울 뿐이라는 사실을!!

CASE 6

임신 중절 경험이 있다면 내 몸에 두 배의 정성을 들여라

우리 주변에서는 혼전 관계의 원치 않는 임신으로 인해 중절을 경험한 여성들도 많이 있습니다. 혼전 임신은 대부분 그 사실조차 드러내기 어려운 당사자들만의 문제여서, 쉬쉬하면서 중절 수술을 받은 경우가 많은 것도 사실이지요. 이때 수술 후의 조리 같은 것은 엄두도 못내고, 그 사실을 덮는 데만 급급한 나머지 몸을 망치는 여성들을 많이 봅니다.

'혼전에 임신한 첫아이를 유산한 후 불임이 되었다'는 사람들이 많은 것도 그런 이유 때문입니다. 여러 번의 중절 경험이 있다면 문제는 더욱 심각해집니다. 미처 회복되지 못한 자궁벽은 얇아질 대로 얇아져서 더 이상 수정란을 받아들일 수 없을 정도로 딱딱하게 굳어버립니다.

초음파상으로 보면, 자궁벽이 하얗게 굳어 있는 환자들이 바로 그런 경우입니다. 이런 환자들이 있는가 하면, 세 번의 유산을 겪고 몸과 마음이 모두 지쳐 있었던 박은경 씨는 옆에서 지켜보기에도 안타까운 환자였습니다.

36세 동갑내기 남편과 결혼 5년 차인 그녀는 이제는 임신을 시도하기조차 겁이 난다며 눈물을 글썽거렸습니다. 이번에는 걱정하지 말라고 손을 꼭 잡아 주었지만, 이미 여러 번 아픔을 겪은 그녀에게는 희망이나 노력의 의지조차 없어 보였습니다.

몇 번의 유산을 겪은 여성들은 몸이 쉽게 회복되지 않을 때 심한 좌절감을 느낍니다. 통계에 의하면 한 번 유산한 경우 다음 임신이 유산될 확률은 15%나 된다고 합니다. 유산 횟수가 늘어날수록, 그 다음 아이가 유산될 확률은 배로 늘어납니다.

습관성 유산은 3번 이상 자연 유산이 된 경우를 말하는데, 자연 유산 산모 중 5% 정도가 습관성 유산을 경험한다고 알려져 있습니다. 고령 임산부의 경우 2번 이상 유산되면 습관성 유산으로 진단합니다. 대부분의 유산은 임신 6~12주 사이에 일어나는데, 그래서 옛 어른들은 석달까지는 특히 조심해야 한다고 말씀하셨던 겁니다. 그런데, 이렇게 마음 아픈 일은 왜 자꾸 일어날까요?

12주 이전, 즉 임신 초기에 일어나는 유산은 대부분 산모보다는 태아에게 그 원인이 있다고 봅니다. 산모들은 아이가 유산되면 마치 자기 잘못인양 죄책감에 시달리지만, 전문가의 한 사람으로서 전혀 그럴 필요는 없다는 말을 해주고 싶습니다. 염색체 이상이나, 호르몬 이상 등에 의해 더 이상 자랄 수 없는 태아가 어느 시점에 자연 도태된다는 것이 학계의 의견이기 때문입니다.

이 밖에 자궁 내막 유착증 등의 자궁 이상이나 부모 중 한 사람의 염색체 이상 그리고 심한 정신적·육체적 스트레스를 받았거나 과로 등도 무시할 수 없는 유산의 이유이기도 합니다. 따라서 임신을 했을 때는 평소보다 조심 또 조심해도 지나침이 없다고 하겠습니다.

공든 탑이 무너지랴

세 번이나 유산했던 박은경 씨의 경우 임신을 유지하는 호르몬이 부족하다는 진단을 받고 내원했던 터라, 몸의 기혈을 제대로 순환하면서 기운을 차릴 수 있도록 중점을 두었습니다. 자상한 남편의 격려를 받아가며 호르몬 치료와 한방 치료를 적절히 병행하던 그녀는 다행히도 최근에 유산을 겪지 않고 건강한 딸을 출산할 수 있었습니다.

이렇게 원인이 드러나 있고, 치료가 잘 되어 성공적으로 임신하고 출산할 수 있는 것은 아주 행복한 경우입니다. 염색체 이상, 자궁 이상, 호르몬 이상 등은 임신 전에 적절한 치료를 받아 호전될 가능성이 아주 높습니다.

염색체 이상으로 인한 유산은 태아 염색체의 이상이 주요 원인이기는 하지만, 부모의 염색체 이상 때문에 일어나기도 합니다. 특히 고령 부모의 경우 염색체 이상으로 유산이 되거나 기형아를 출산할 가능성이 아주 높아지기 때문에 더더욱 신경 써야 할 부분이겠지요. 부모의 혈액 검사와 태아 융모막 검사, 양수 검사 등으로 원인을 알아낼 수 있습니다.

한편, 자궁 이상은 여러 가지 유형이 있습니다. 자궁 점막이 붙어 버리는 자궁 내막 유착증은 인공 중절 수술을 받았을 경우 더 많이 발생합니다. 자궁 입구가 힘없이 열려 버리는 자궁경관무력증은 임신 기간 중에 봉합 수술을 받아야 유산을 막을 수 있습니다. 이 외에도 자궁 유착이나 자궁 후굴(자궁이 골반의 중앙에 위치하지 않고 뒤로 처져 있는 경우) 등도 유산의 위험이 큽니다.

호르몬 분비에 이상이 생겼을 때도 유산될 수 있습니다. 임신은 그 자체가 호르몬의 작용으로 이뤄지는 것인데, 제때 필요한 호르몬이 나와주지 않으면 임신이 유지되지 않아 유산되곤 합니다.

거듭 말씀드리지만, 임신 트러블은 자신의 몸 상태를 정확히 진단하고 최선의 치료를 받는 것이 무엇보다 중요합니다. 그 중에서도 최악의 몇 가지 경우에 속하는 유산은 더욱 조기 발견과 관심이 필요합니다.

인내와 최선의 노력만이 열매를 맺는다

|

임신은 엄마와 태아가 연결되어 있는 상태입니다. 따라서 유산이 되면 이 연결 고리가 끊어지게 됩니다. 마치 수도관이 끊어지면 뻥 뚫린 관으로 바람이 숭숭 들어가는 것처럼, 유산으로 인해 기의 순환이 멈추고 외부 기운이 엄마의 몸속으로 흘러들어 갑니다. 이때 얼마나 이 연결 고리를 잘 봉합하고 치유하는지가 다음 임신을 판가름하는 열쇠가 되겠지요.

일어나지 않으면 더 좋을 일이겠지만, 주변을 둘러보면 아무런 이유없이 유산되는 경우를 정말 많이 보게 됩니다. 처음 유산이 되었을 때 철저히 준비하지 않으면 두 번째까지 유산으로 이어질 확률이 높아지고, 이렇게 되면 정말 큰 문제인 '습관성 유산'에 속하게 됩니다.

일단 습관성 유산 판정을 받은 환자는 장기적이고 꾸준한 치료가 필요합니다. 보통 유산은 2~3주 휴식을 취하면 건강이 회복되지만 습관성 유산은 몸보다 마음이 더 피폐해져 쉽게 회복되지 않습니다. 다행히 치료가 잘 되어 임신이 되었다면, 임신을 유지하기 위한 노력도 두 배 이상 들여야 합니다. 유산을 막는 안태약을 복용하거나 임산부 요가 등을 통해 심신의 안정을 찾는 등 좀 더 세심한 주의를 기울이면 건강한 아이를 만날 수 있을 것입니다.

빨리 아이를 갖고 싶은 조급한 마음에 몸이 제대로 회복되기 전에 임신을 시도해서 또 유산의 아픔을 겪는 경우도 있습니다. 통상 유산 후에는 3개월의 기간이 지난 후에 임신을 시도하는 것이 여성의 몸을 위해 안전합니다. 유산으로 인해 손상된 자궁과 질의 상태가 완전히 복구되기까지 물리적인 시간이 필요한데, 이를 무시한 성급한 임신은 습관성 유산의 큰 원인이 되기도 합니다.

참으로 아이러니하게도 유산 후에는 임신이 더 잘된다는 것이 양한방 모두의 견해입니다. 옛 어른들은 유산으로 인해 자궁 속의 나쁜 피가 빠져나가 아이가 더 잘 들어선다고들 말씀하시고, 실제로 유산 후에는 배란도 더 잘된다는 연구 결과가 널리 알려져 있습니다. 간혹 두세 번의 유산을 겪은 환자들을 대할 때면, 유산에 대한 공포감 때문에 임신이 되었다 해도 기쁨보다는 두려움에 떠는 경우를 보게 됩니다. 이렇게 되지 않기 위해서는 처음 유산을 겪었을 때부터 철저히 다음 임신에 대비하는 마음가짐이 중요합니다. 아울러 임신을 유지하고 건강하게 출산할 수 있도록 충분히 건강한 몸을 만들어야겠지요.

CASE 7

유산 후, 내 몸을 먼저 생각하라

34세의 이미혜 씨는 6개월 동안 조용히 와서 성실하게 치료를 받던 평범한 환자였습니다. 사실 그녀는 심각한 질병이 있지도 않았고, 비만 환자도 아니었습니다. 단지 6개월 전에 임신 3개월이었던 태아가 유산된 것이 병력의 전부였습니다.

제가 그녀에게 내린 처방은 마음을 편히 하고 불안과 근심을 내려놓으라는 것이었습니다. 몸을 회복하는 것은 적당한 치료와 약이 도움을 줄 수 있지만, 마음을 회복하는 것은 자신과 가족의 의지가 있어야 가능하기 때문입니다. 다행히 그녀는 성실히 치료를 받고 5개월 뒤 임신 소식을 알려 왔습니다.

이미혜 씨는 치료를 받던 중에 '유산의 아픔은 몸과 마음이 모두 무너지는 고통'이라는 말을 했었습니다. 다행히 나는 세 아이를 낳는 동안 한 번도 겪어보지 못한 불행이었지만, 같은 여자이자 엄마로서 충분히 공감할 수 있는 아픔이었습니다.

정기 검진을 받으러 간 병원에서 아이의 심장이 멎었다는 청천벽력 같은 말을 들었을 때의 기분, 그 심정은 겪어 보지 않은 사람으로서는 상상하기 힘든 것입니다. 이미혜 씨의 경우처럼 태아가 어느 순간 성장과 심장 박동을 멈춘 채 사망한 상태를 계류 유산이라고 합니다. 이미 유산이 진행되었는데도 산모는 아무런 통증이나 증상을 느끼지 못합니다.

이처럼 유산에는 태아가 자궁 내에서 죽었으나 밖으로 나오지는 않는 계류 유산이 있는가 하면, 피치 못할 이유로 태아를 유산시키는 유발 유산(Induced Abortion)도 있습니다.

유산은 '유산'하면 자연스럽게 떠올리는 아랫배의 통증과 하혈 등의 증상을 동반하기도 하지만, 아무 증상이 없는 경우도 있습니다. 따라서 겉으로 드러나는 증상으로 유산이다 아니다를 판단할 것이 아니라 정기적인 검진과 이상 징후를 꼼꼼히 체크해서 문의하는 것이 가장 좋습니다. 또 유산이 되었다고 해서 반드시 모든 환자가 수술을 해야 하는 것도 아닙니다. 10주 이전에 유산되면 대부분 태아와 태반이 섞여서 저절로 흘러나옵니다. 그러나 10주 이후에 유산되었다면 자궁 안에 태반 잔여물이 남았는지를 꼼꼼하게 살펴야 합니다.

자연 유산이든 인공 유산이든, 한 생명이 사라진다는 것은 큰 상처를 남기는 일임에 틀림없습니다. 기대가 크면 자연스레 실망도 큰 법. 소중한 2세를 품었다는 기쁨을 누리기도 전에 얼굴도 보지 못하고 아이를 잃게 되었다는 아픔을 겪지 않은 사람을 모르겠지요. 그러나 마냥 슬픔에 빠져 있을 수만은 없습니다. 새로운 생명을 맞이할 수 있도록 약해진 몸과 마음을 다독거려 건강하게 회복하는 것이 중요합니다.

유산도 출산이다

유산 후에도 출산 후처럼 신경 써서 몸을 회복해야 하지만, 이 사실을 아는 사람은 그리 많지 않은 것 같습니다. 유산 후 자궁의 상태는 극도로 약해져 있습니다. 따라서 이때 자궁이 제대로 회복되지 않으면 후일 불임의 원인이 되기도 하므로 반드시, 제대로, 치료해야 합니다.

간혹 유산을 부끄럽거나 죄라도 지은 것처럼 생각하는 사람들도 있습니다만, 앞서 말한 것처럼 유산은 누구에게나 일어날 수 있는 위험하고도 불행한 사태입니다. 누구의 잘못이라고 말하기 전에 아픔을 겪은 사람이 우선되어야 하지 않을까 하는 생각을 해 봅니다. 유산을 출산과 마찬가지의 과정으로 보는 것은 양·한방의 공통된 입장입니다. 특히 임신 7개월 이후의 유산은 출산의 전 과정을 경험하게 됩니다. 따라서 출산에 버금가는 산후조리와 휴식이 필요합니다.

만약 수술을 한 경우라면 출혈이 있을 수 있는데, 대개는 수술 후 2주 이내에 출혈이 줄어들다가 없어집니다. 출혈이 길어지면 반드시 병원에 가야 합니다. 수술 부위의 회복을 위해서 2~3주 동안 대중목욕탕이나 사우나에 가는 것은 피하세요. 자칫 세균에 감염되면 질염 등의 염증을 유발할 수 있으니까요.

유산 후 한약을 먹으면 수술 등으로 상처 입은 자궁 회복에 도움이 됩니다. 또 지친 심신에 기를 북돋아 주고, 무엇보다 어혈을 풀어주어 자궁을 튼튼하게 만들어 줄 수 있습니다.

한약은 유산이나 출산 3일 이후부터 복용할 수 있는데요, 4주가 지나기 전에 먹는 것이 좋습니다. 4주가 지나면 어혈이 굳어 치료하기가 어렵고 후유증도 길게 가기 때문에 그 이전에 치료를 하는 것이 원칙입니다.

유산 후 몸조리는 출산 후 몸조리와 똑같다고 보면 됩니다. 과로하지 말고 몸을 차게 하지 말 것. 이 두 가지가 아주 중요합니다. 유산 후 1주일 후부터 일상생활로 복귀해도 좋지만 무리하지는 마세요. 무거운 물건을 들거나 격한 운동을 하면 관절이 늘어납니다. 몸이 회복하는데는 시간이라는 약도 꼭 필요하다는 사실을 명심하고, 보통 2~3주 또는 그 이상 휴식을 취하도록 하세요.

먹을거리와 충분한 휴식이 회복의 기본

|

유산 후에는 입덧이 사라지면서 임신으로 인해 생겼던 소화 장애도 점차 나아집니다. 이때 마음의 슬픔을 이기려고 폭식을 하거나 끼니를 거르는 일은 없어야 합니다.

흔히 유산 이후에 '잘 먹어야 한다'고 얘기하면, 기름진 음식을 많이 먹어야 한다는 것으로 착각하는 경우가 많지요. 그러나 기름에 튀긴 음식이나 라면, 패스트푸드 등은 고열량일 뿐 아니라 염증을 유발하므로 반드시 피해야 할 음식입니다. 임신을 준비하는 단계부터 아이 낳고 난 다음까지도 쭉~ 금해야 할 음식들이라고 생각하세요.

대신 소고기나 생선, 두부, 청국장 등 고단백 식품과 녹황색 채소를 많이 섭취해야 합니다. 상처를 잘 아물게 하고 세포를 만드는 데 꼭 필요한 것이 단백질이라는 사실은 잘 알고 계시죠? 미역국은 어혈을 풀고 피를 만드는 데 좋습니다. 간혹 유산 후 미역국을 먹으면 다음 임신 때 또 아이가 미끄러진다는 미신 때문에 미역국을 피하는 경우도 있는데, 미신보다는 의학을 믿으세요. 철분이 많이 함유된 간과 달걀노른자도 좋습니다.

한편, 잘 먹는 것만큼 중요한 것은 숙면입니다. 가장 적절한 수면 시간은 밤 11시에서 새벽 5시 사이. 이 시간에는 모든 신진대사 활동을 쉬어야 새로운 세포가 생겨나고, 상처가 잘 아물 수 있습니다. 또 보이지 않지만 중요한 처방 한 가지! 즐겁고 기분 좋게 지내기입니다. 우리 얼굴이 웃을 때 침 속에서는 바이러스 감염을 막는 면역체의 일종인 '글로불린 A'의 양이 증가합니다. 웃을수록 면역체가 힘을 얻고, 혈액 순환의 속도가 빨라지기도 합니다. 이런 작용들이 몸을 활기차고 생기있게 만들 뿐 아니라 몸 구석구석에 새로운 피를 보내는 역할을 하는데, 상처 입은 자궁으로 좋은 피와 기운이 골고루 가도록 도움을 줍니다. 그러니 잘 웃고 낙천적으로 생각하면 상처가 더 빨리 아물겠죠?

부부관계는 한 달 정도 자제하는 것이 좋습니다. 미처 상처가 다 아물기 전에 부부관계를 가지면 출혈이 생길 수도 있고 심한 경우 염증이 생기기도 합니다. 무엇보다 배란이 불규칙해져서 언제 배란이 될 지 모른다는 사실을 염두에 두세요. 그래서 몸이 채 회복되기도 전에 다시 임신이 될 수 있는데, 자궁이 불안정한 상태라 또 다시 태아의 건강을 장담할 수가 없습니다. 잊지 마세요. 마음이 급하다고 달려갈 수는 없어요. 걸음마부터 시작해야 합니다.

CASE 8

산성·알칼리성으로
아들·딸을 선택하라?

"선생님, 저는 아들을 꼭 낳아야 하거든요. 산성 체질로 바꿔야 한다는데, 그 말이 맞나요?"

애절하고 절박한 목소리로 제 손을 잡는 김진희 씨. 남아선호사상이 많이 없어지기는 했지만 아직까지 핏줄은 아들로 이어진다는 믿음에는 변함이 없나봅니다. 정작 핏줄을 이어주는 사람은 여성인데 말이죠. 실제로 태아는 아빠보다 엄마의 유전자에서 더 많은 영향을 받는 것으로 알려져 있습니다. 저는 가끔 우스갯소리처럼 남편에게 "아들이 공부 잘하고 못하고는 나한테 달려있다"는 말을 하곤 합니다.

유전학적으로 지능을 관장하는 염색체는 X염색체에 속해 있는데, 딸(XX)의 경우는 아빠와 엄마 중 누구의 X 염색체인지 알 수 없지만, 아들(XY)의 경우는 명백하게 엄마에게서만 X염색체를 물려받게 됩니다. 그러니 딸이 공부 못하는 건 남편 탓이라고 우길 수 있지만, 아들의 경우는 꼼짝없이 엄마 탓이 되는 거죠.

아무튼, 김진희 씨의 절박한 소원은 어느 정도는 신빙성이 있지만 맹신하기에는 우려가 되었기에 아들·딸 가려 낳기보다 건강한 아이 낳기에 주력하시라는 말씀을 드릴 수밖에 없었습니다.

아들·딸의 관건은 산성에 강하냐, 알칼리에 강하냐

이른바 '선택 임신'이라고 하는 아들·딸 가려 낳는 방법에 대해서 여러가지 속설이 있다고 합니다. 아들을 낳은 여성의 속옷을 입으면 아들을 낳을 수 있다는 등 웃지 못할 민간요법도 있지만, 성을 구별하는 염색체의 특성을 이용해서 원하는 성별을 유도하는 방법도 연구되었습니다. 그 중에서도 사람들의 지지를 많이 받는 것 중 하나가 바로 '산성·알칼리성 체질'로 아들·딸을 선택하는 것입니다. 이 방법은 부부관계를 할 때 질과 자궁, 남성의 정자의 산도(PH)를 원하는 농도에 맞추는 것이 핵심입니다.

이 이론은 아들이나 딸을 결정짓는 X, Y 두 개의 성염색체를 각각 X정자와 Y정자가 보유하고 있다는 데서 출발합니다. 특히 아들을 결정짓는 Y염색체 정자가 알칼리성에 강하고, 딸을 결정짓는 X염색체 정자가 산성에 강하다는 특성을 바탕으로 하고 있습니다. 따라서 아들을 원하느냐 딸을 원하느냐에 따라 자궁과 질의 상태를 알칼리, 혹은 산성에 가깝게 만들면 된다는 것입니다.

좀 더 자세히 알아볼까요? 아들을 낳기 위한 방법으로는, 알칼리에 강한 Y정자의 활동을 돕는 환경을 만듭니다. 먼저 부부관계 전에 소다수를 희석한 물로 질을 가볍게 세척하고, 여성이 흥분 상태를 오래 유지하거나 멀티 오르가즘을 느낄 수 있어야 한다고 합니다. 여성이 흥분할 때 나오는 질 분비물이 자궁 내부를 알칼리로 만들어 주기 때문이지요. 또, Y정자는 무척 작고 활동적이며 빨리 움직이기 때문에 배란일에 관계를 맺는 것을 권합니다.

반대로 딸을 낳고 싶을 때는 산성에 강한 X정자가 활발하게 활동할 수 있도록 만듭니다. 강한 산성인 식초를 희석한 물로 질 세척을 하고, 여성이 오르가즘을 느끼기 전에 사정하는 방법입니다. X정자는 움직임이 느리고 수명이 좀 긴 편이라서 배란일 2~3일 전에 부부관계를 갖는 것이 유리하다고 합니다. 그 사이, 아들을 결정짓는 Y정자가 이미 많이 죽어서 X정자가 수정될 가능성이 더 많기 때문이지요. 이 외에도 산성, 알칼리성 음식을 골라서 섭취하면 더 확률이 높아진다고 합니다.

선택 임신은 그야말로 선택의 문제

|

그러나 사실 산성·알칼리성에 따른 선택 임신법은 의학적으로 검증된 것은 아닙니다. 사람의 몸은 부분마다 산도가 조금씩 다릅니다. 피부와 여성의 질은 약산성 상태이고 위는 강산성, 혈액은 약알칼리성을 띠고 있습니다. 그러면서도 사람의 몸은 이 모든 기관들이 조화롭게 가장 적합한 산도를 유지하도록 시스템을 갖추고 있습니다. 한의학에서는 사람의 몸을 소우주라고 하지요. 그만큼 정교하고 복잡하면서, 아직도 풀지 못한 수수께끼가 많은 분야입니다. 그러니 산성 음식을 섭취한다고 해서 갑자기 체액이나 몸 안의 산도가 산성으로 변하기는 어렵습니다. 일시적으로 산도가 높아지거나 낮아질 수는 있지만 정자의 움직임이나 생사를 가를 만큼 강한 산성과 알칼리성을 띠게 되지는 않을 것입니다.

여기에서 소개한 방법 중에서는 자칫 잘못 사용했을 때 위험해질 요소도 있습니다. 이를테면, 식초나 소다수를 희석한 물로 세척하는 것은, 예민한 여성 생식기에 염증을 유발할 수 있습니다. 또 딸을 결정짓는 X정자는 정자수가 적어야 한다며 정자 수를 줄이기 위해 남편이 꽉 끼는 옷을 입는 것은 매우 위험한 방법입니다. 앞서 말씀드렸듯이 임신은 양질의 정자가 많을수록 성공률이 높아지는데, 이 방법은 근본적으로 임신의 확률을 줄이게 되는 결과를 가져옵니다.

선택 임신은 그야말로 자유 의지대로 선택할 문제입니다. 아들이냐 딸이냐를 결정하는 것은 개인적으로는 바람직하지 않다고 보지만, 개개인의 상황과 믿음에 따라 그 무엇보다 중요한 문제일 수도 있겠지요. 임신의 가능성을 떨어뜨리지 않는 범위 내에서 아들, 혹은 딸을 가지기 위해 노력할 수 있습니다. 단, 이런 방법들은 아직까지 의학적으로 검증되지 않았다는 사실만은 잊지 마세요.

CASE 9

비타민으로 몸의 균형을 지켜라

탄수화물, 단백질, 지방, 칼슘, 무기질 및 비타민. 학교 다닐 때 열심히 외웠던 '5대 영양소'를 기억하시나요? 저는 비타민 종류가 너무 많아서 노래로 만들어 외웠던 것이 기억납니다. 특히 미국 콜롬비아의대 대학원 시절에 전공했던 휴먼 뉴트리션(Human Nutrition 임상 영양학) 시간에는 영양소 하나하나에 대한 깊이 있는 공부를 할 수 있었고요.

결국 5대 영양소를 골고루, 충분히 섭취해야 건강해진다는 만고불변의 진리도 배웠지요. 흔히 '아주 적은 양으로도 진가를 발휘하지만, 아예 없으면 장애를 일으키는 것'을 비타민에 비유하기도 합니다. 비타민은 인체에서 자체 합성되지 않기 때문에 음식물로 섭취해야 하고, 식품에는 미량 포함되어 있습니다. 그래서 꼭 충분한 양을 제대로 섭취해야 합니다. 이런 특성 때문에 비타민은 섭취하기가 까다로운 영양소로 알려져 있습니다.

임신은 한 여성의 몸과 마음에 불어 닥치는 일생일대의 변화입니다. 따라서 임신 이전에는 무시하고 넘어가도 될 정도였던 영양소까지 필요로 합니다. 임산부는 '2인분'이라고 하는 우스갯소리는 웃고 넘어갈 얘기만은 아닙니다. 실제로 모체와 태아에게 동시에 공급되어야 하기 때문에 모든 영양소가 2배, 혹은 그 이상까지 필요하거든요.

비타민도 예외는 아닙니다. 평소에도 섭취하기가 까다로워 자칫 결핍되기 쉬운데, 모든 영양소가 골고루 더 많이 필요한 임신이라면 두말 할 필요가 없겠죠?

비타민 B군은 임신의 일등 도우미

비타민은 크게 지용성과 수용성으로 나뉩니다. 지방이나 지방 유기용매에 녹는 A, D, E, K는 지용성이고, 물에 잘 녹는 비타민 B군과 C, L, P 등은 수용성입니다. 특히 수용성 비타민은 과잉 섭취해도 몸에 축적되지 않고 소변이나 땀에 섞여 배출됩니다.

이중에서 비타민 B군은 임신 도우미로 손꼽힐 정도로 중요합니다. 비타민 B군은 B1, B2, B6, B9, B12 등이 잘 알려진 것들인데요, 각각 티아민, 리보플라빈, 피리독신, 폴산, 시아노코발라민이라는 애칭도 있습니다. 이들은 세포를 생성하기도 하고 생리 활동을 관장하기 때문에 임산부에게 필수 영양소라 할 수 있습니다.

특히 B6는 입덧을 완화시키는 효능이 있어 초기 임산부에게 아주 유용하고, 무엇보다 태아의 뇌 발육과 면역 능력 생성 등에 중요한 역할을 합니다. 따라서 B6가 부족하면 정신 불안, 경련, 염증 등을 일으킬 수 있습니다. 식품 중에는 효모나 간, 옥수수 등에 많이 들어 있습니다.

다음은 임신을 준비하는 예비 임산부라면 누구나 한번은 들어봤을 '엽산'이 등장할 차례네요. 비타민 B9, 폴산(Folic Acid)이라는 이름이 있지만 보통 '엽산'으로 많이 불립니다. 적혈구와 호르몬을 생산하는데 꼭 필요한 성분이라 빈혈 치유 작용이 탁월하고, 무엇보다 신경세포를 만드는 DNA 합성에도 관여합니다. 따라서 무뇌아, 척추이분증, 구순구개열, 심장병 등의 기형을 예방할 수 있습니다. 태아의 뇌와 척수의 신경관은 보통 임신 4개월까지 완성되기 때문에 임신 전 3개월부터 임신 후 4개월까지 꾸준히 먹어 두는 것이 좋습니다. 임신 전에는 400mg, 임신 중에는 600mg이 필요하므로, 일반적으로 800mg정도가 적당한 1일 섭취량입니다.

피로 회복에 좋다고 알려진 비타민 C는 콜라겐을 형성하기 때문에 임산부에게 더더욱 중요합니다. 콜라겐은 뼈와 혈관, 세포의 성분이거든요. 흔히들 감기에 걸리면 비타민 C를 많이 섭취하라고 하는데, 이는 비타민 C가 면역력을 높이는 효과가 있기 때문입니다. 임산부에게 필요한 양은 하루에 500mg 정도입니다.

주의할 점은 엽산을 비롯한 수용성 비타민은 물에 잘 녹고 열에 약해 음식으로 섭취하기가 어렵다는 것입니다. 따라서 자연 상태, 즉 음식물을 통해 섭취하는 것이 가장 좋은 방법이라는 사실, 잊지 마세요.

피부를 팽팽하게 해 준다는 화장품의 이름이기도 한 '레티놀'은 비타민 A의 다른 이름입니다. 짐작하시겠지만 피부 세포의 기능을 활성화하고, 눈의 피로를 풀어주는 효과가 탁월합니다.

물에 잘 녹기 때문에 몸속에 쌓이지 않는 수용성 비타민과는 달리, 지용성 비타민은 과다 섭취할 경우 몸 안에 남아 독성으로 변할 우려가 있어서 주의해야 합니다. 이를테면 비타민 A를 과다 복용하면 간 기능이 떨어지고, 임산부의 경우 태아의 안면, 심장 기형을 유발하기도 합니다. 많을수록 좋다는 단순한 생각으로 종합 비타민 제제를 동시에 두세 종류 복용하는 것은 오히려 역효과를 부를 뿐입니다. 가장 좋은 방법은 지금 나에게 무엇이 얼마나 필요한지를 확인해서 섭취하는 것입니다. 더도 덜도 말고 딱 필요한 만큼만 꾸준히 섭취하는 센스가 필요합니다.

{ 나의 식습관 점검하기 }

우리가 숨을 쉬고 걷고 말하고 일하고 생각할 수 있도록 몸에 에너지를 공급하는 것은 바로 먹을거리다. 생명을 유지하려면 음식을 먹어야 하지만, 과잉 섭취한 음식물은 몸 안에 노폐물과 독소가 되어 쌓이기 십상이다. 식습관만 잘 체크해 봐도 건강한지 아닌지 알 수 있고, 또 식습관을 조금만 바꿔도 몸은 정직하게 반응한다.

☐ 일주일에 3일 이상 아침밥을 먹는다.
☐ 매일 세 끼를 꼭 챙겨 먹는 편이다.
☐ 물은 하루에 2ℓ 이상 마신다.
☐ 잠들기 4시간 전부터는 물과 차 이외에는 먹지 않는다.
☐ 식단에서 육류와 채소의 구성비는 1:2 이상이다.
☐ 비타민과 엽산, 철분 등을 꾸준히 섭취하고 있다.
☐ 신선한 과일의 섭취를 늘리고 있다.
☐ 생리 기간 동안에는 해산물과 채소를 많이 먹는다.
☐ 설탕, 초콜릿, 튀김, 동물성 지방 등은 의식적으로 피한다.
☐ 조리법은 기름을 사용하지 않는 굽기, 찌기, 삶기 위주로 바꾼다.
☐ 식사는 여유를 두고 천천히 먹는다.
☐ 간은 담백하고 약간 싱겁게 먹는다.
☐ 식사 후에는 가볍게 걷거나 몸을 움직여서 소화를 돕는다.
☐ 빵이나 인스턴트 음식을 먹는 횟수는 일주일에 2회 미만이다.
☐ 두부, 된장 등 콩으로 만든 음식을 일주일에 2회 이상 섭취한다.

결 과

· 11~15개 아주 좋은 식습관!
· 5~10개 조금만 더 꼼꼼하게 식단을 살펴보고 챙기자.
· 5개 이하 현재의 식습관을 꼭 개선해야 한다.

CASE 10

불임을 부르는 비만 체질로부터 탈출하라

병원을 찾는 환자들의 사연은 사람마다 제각각 다릅니다. 그 중에서도 비만 치료를 하다가 임신까지 하게 되어 더욱 보람을 느꼈던 환자 이야기를 할까 합니다.

37세의 송민주 씨는 4년 전 자궁이 유착(자궁 일부분이 서로 붙어버리는 증상)되고 생리양이 적어지면서 체중이 늘기 시작했습니다. 비만 때문에 내원했는데 사실은 몸 여기저기 안 아픈 곳이 없었습니다. 자연 유산, 인공 유산을 2번씩 겪었는데 그 후로 변비가 생기고 늘 피곤하며 몸이 무겁고 새벽에는 갑자기 열이 오르며, 뼈마디가 아프고 뒷머리가 당기고, 편두통과 기미까지 그야말로 온 몸이 종합병원이었습니다.

게다가 다리와 배가 아주 차갑고, 무릎 아래는 자꾸 붓고, 신경도 예민하며 어깨는 짓누르듯 아프고, 조금만 먹어도 배가 부르며, 대변은 늘 미진하고, 소변은 자주 찔끔찔끔 나왔습니다.

진단 결과, 자궁 유착으로 혈액 순환이 좋지 않았고, 비만으로 인해 담습(痰濕)이 생겼는데 특히 몸이 차가워지는 한습(寒濕)이었습니다. 먼저 기혈 순환 장애를 치료하기 위해 장세척과 한약, 부항, 침 치료를 병행했습니다. 그런데 의외의 결과가 나와 무척 놀라웠죠. 이 환자는 자궁 유착 수술을 한 다음부터 생리할 때 선홍색의 피가 조금씩 나오며 피로감이 심했다는데, 기혈 순환 치료 후 첫 번째 생리를 할 때는 아주 많은 양의 흑색 어혈 덩어리가 뭉클뭉클 나오면서 전혀 피곤하지 않아 신기해 할 정도였습니다. 게다가 생리를 마친 후에는 변비 환자가 시원하게 변을 본 듯한 '배설의 쾌감'이 있었다고 말했습니다.

환자의 증상은 이 생리를 계기로 극적으로 호전됐습니다. 편두통이 없어졌고 피곤함이나 몸이 무겁던 증상도 사라졌으며 잠을 푹 자게 됐습니다. 하지만 배는 여전히 차가워서 배와 자궁을 따뜻하게 할 한약과 침, 부항 치료를 계속 했습니다.

몇 달 후, 그녀는 임신이 되었다는 즐거운 소식을 알려 주었습니다. 이미 중학생인 첫아이 밑으로 둘째 아이를 갖고 싶었지만 시험관 시술도 실패한 데다가 자궁까지 유착되어 둘째는 기대도 안했다는 그녀. 우연히 비만 치료를 하다가 임신까지 하게 되었다며 행복해 했습니다.

다다해악(多多害惡), 남아도는 살은 임신의 적

|

이 환자의 증세가 심각했던 요인 중 첫 번째는 자궁 유착이었습니다. 한방에서 여자의 자궁은 간맥(肝脈)과 깊은 연관이 있습니다. 간은 피로를 푸는 장기라고 알려져 있으며, 혈(血)을 저장하는 중요한 역할을 하고 있습니다. 그래서 이 환자처럼 간장맥이 원활히 작용하지 못하면서 피의 양도 줄어들고 순환이 잘 되지 않아, 하복부가 점점 차가워지면서 단단한 어혈이나 덩어리가 생깁니다. 이런 상태에서 장세척을 하니 숙변이 제거되어 하복부에 정체되어 있던 기운이 순환되었던 것이죠. 그래서 자궁에 누적되었던 어혈이 생리를 통해 배출되었고 그녀를 괴롭히던 증상도 사라졌습니다. 그 다음 한약을 통해 차가운 하복부를 따뜻하게 해 주고, 등에 부항을 하여 양기의 순환을 도와 줌으로써 몸 전체에 기혈이 제대로 돌게 되었습니다.

두 번째는 요인은 비만이었습니다. 비만은 우리 몸에 쓰고 남거나, 아니면 아예 쓰이지 못한 에너지가 쌓이면서 생깁니다. 즉, 소화·흡수·저장 기능이 강하거나 소모·배설 기능이 떨어지면 비만이 생깁니다. 한방에서 보는 비만의 유형은 어떤 장기의 기능이 좋지 않은지에 따라 6가지로 구분합니다.

기(氣)가 부족해서 신진대사가 안 되는 기허형, 스트레스로 인해 기의 흐름이 막히는 기체형, 몸 안의 수분이 열로 인해 탁해져서 뭉친 담음형, 배설과 생식 기능을 관장하는 신장이 나빠서 생기는 신허형, 소화기 장애로 인한 비허형, 간의 나쁜 기운이 왕성해져 비장 기능이 약해지는 간승비형이 있습니다. 이런 이유들로 몸속에서 제대로 쓰이지 못한 에너지는 노폐물이 되어 버리는데요, 한방에서는 이것을 담습(痰濕)이라고 합니다. 체내에 담과 습이 생겨 기와 혈의 순환이 안 되면 당뇨병, 고혈압, 심장병 등 아주 다양한 질병이 생기는데, 특히 여성은 자궁으로 가는 맥이 막혀 임신이 잘 안 되는 경우가 많습니다.

비만을 진단하는 데는 여러 방법이 있지만, 일반인이 간편하게 측정할 수 있는 방법은 표준 체중을 이용하는 것입니다. 표준 체중 공식은 (키cm-100)×0.9인데, 자신의 몸무게를 표준 체중으로 나눈 다음 백분율로 환산한 수치가 90~110이면 정상 체중입니다. 110 이상이면 과체중·비만이고, 90이하면 저체중입니다.

가장 정확한 방법은 체지방을 측정하는 것인데, 놀라운 사실은 겉으로는 날씬해 보이는 사람 중에 체지방 검사를 하니 비만인 경우가 의외로 많다는 것입니다. 그러니 비만인지 아닌지는 겉보기보다 속보기 판단이 더 중요하다고 하겠죠? 아무리 날씬해 보여도 기운이 없고 자주 피곤하다든가 변비나 소화 장애가 심하면 결코 건강한 것이 아닙니다.

그리고 또 한 가지 알아두어야 할 것은 남성이 비만일 경우에도 불임의 가능성이 매우 높다는 사실입니다. 생각해 보세요. 아랫배가 불룩 나오고 허벅지에 살이 많아지면 그 사이의 열에 약한 정자 생성 지대가 얼마나 갑갑하고 덥고 힘들겠습니까? 그래서 과체중이 될수록 정자의 수가 감소하고, 체온이 올라가면서 정자의 활동성이 떨어진답니다. 부모가 되고 싶다면, 먼저 체중부터 정상 범위로 돌려 놓으세요.

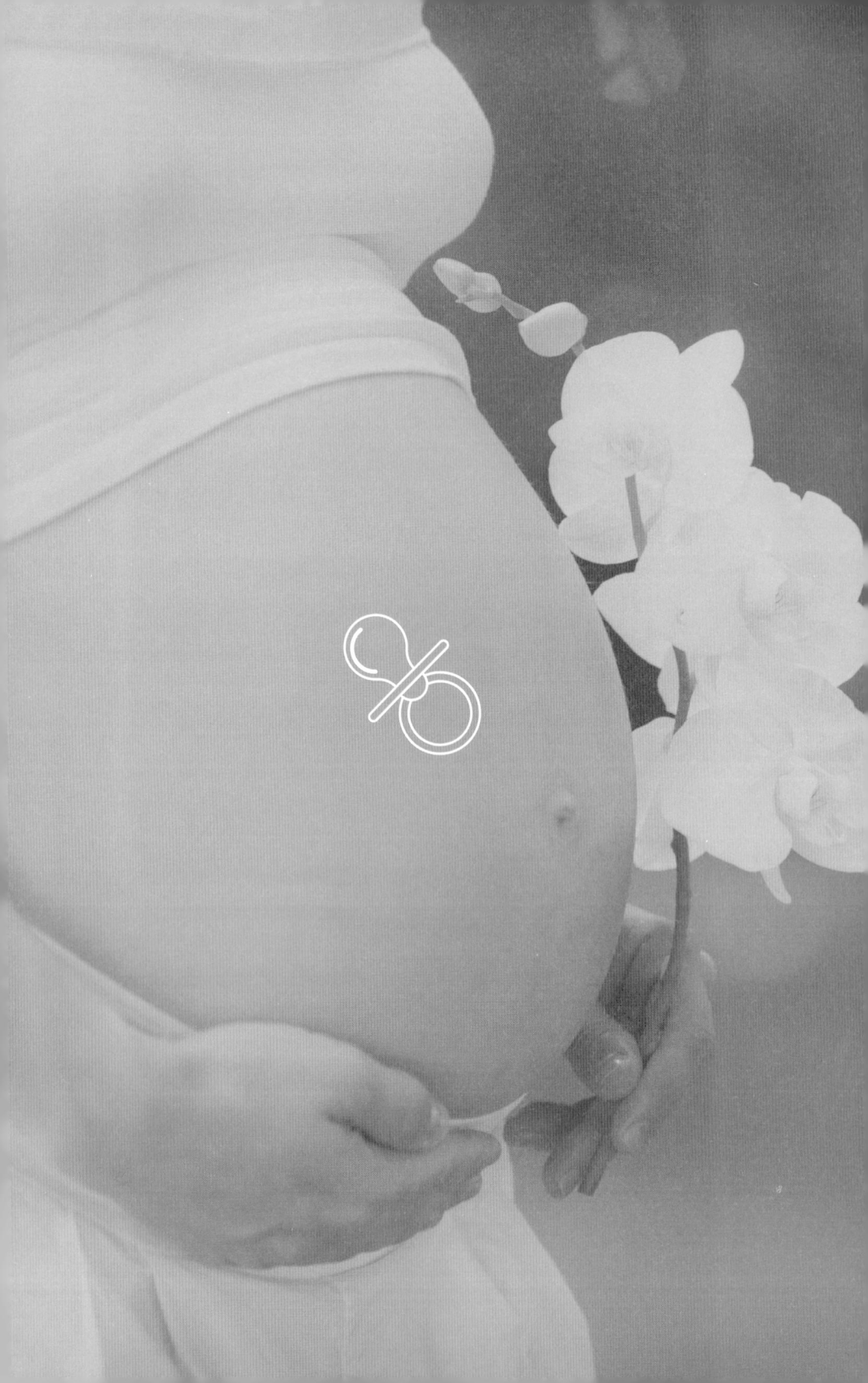

PART 3

날씬한 엄마
몸.이 아이도
잘 만든다

20대의 몸 관리와 30·40대의 몸 관리
임신이 시작된 순간부터 출산에 이르기까지
주의하고 준비해야 할 모든 것

CASE 1

임신하기에
가장 좋은 몸을
만들어라

_____

한 화장품 광고에서 '여자의 노화는 25세부터'라는 내용의 문구가 화제가 되었던 적이 있습니다. 이 카피처럼 사람의 몸은 20대까지는 성장하다가 25세쯤 절정기에 달하고 이후부터는 노화가 시작됩니다.

노화가 진행되면 피부는 점점 탄력을 잃고, 수분이 빠져나가 부석부석해지며, 성장 호르몬과 여성 호르몬이 줄어들면서 근육량이 저하되어 살이 처집니다. 또 기초 대사량이 줄어들어 조금만 먹어도 소비되는 에너지보다 몸에 축적되는 에너지가 더 많아져 살이 찌는 체질로 변하지요. 그래서 30대가 되면 아줌마·아저씨 뱃살이 무럭무럭 자라고, 20대처럼 운동해도 아무 효과가 없다는 푸념이 나옵니다. 술자리에서 '서른이 넘으면 몸 상태가 하루가 다르다'고 아무리 자학해 본들, 그 술을 줄이거나 담배를 끊지 않는 한 몸은 노화를 향해 무한 질주합니다.

이렇게 몸이 급격히 저하되는 30대에 건강한 아이를 낳겠다는 것이 무모한 도전처럼 보이나요? 그런데 저는 그런 걱정을 들으면서 30대에, 그리고 40대에도 아이를 낳았습니다. 전혀 무모하지 않았습니다. 그 비결은 노화의 속도를 늦추는 식습관과 생활 습관을 지키는 것이었습니다. 저는 나이가 들어가는 것에 대해 두려움을 느끼지 않고 있습니다. 오히려 질풍노도처럼 온갖 시행착오와 불안감으로 숨 고를 틈 없이 살았던 20대에 비해 삶의 여유와 깊이를 돌아볼 수 있게 된 30, 40대가 평온하고 행복합니다.

노화로 향하는 몸, 그 속도를 줄여라

노화는 아무도 막을 수 없는 자연 현상입니다. 그러나 노화의 속도를 줄일 수는 있습니다. 노화를 부추기는 해로운 것을 차단하는 것만으로도 노화 억제의 50%는 성공한 것입니다. 좋다는 것을 아무리 많이 먹고 운동하면 뭐하겠어요? 여전히 과음에 과식, 과로에 짜증과 울화를 견디지 못하는 생활이라면 좋은 것들이 몸 안에서 효력도 발휘하기 전에 사라질 텐데 말이죠. 그렇다면 일상생활에서 노화를 억제할 수 있는 방법은 무엇일까요?

먼저 '규칙적인 식사'가 기본입니다. 의사들이 현대인들이 아침을 굶고 다닌다는 통계를 심각하게 받아들이는 이유는 몸의 균형이 깨지는 지름길이기 때문입니다. 아침 식사를 하지 않은 배고픈 위는 점심시간에 폭식을 하게 되고, 오전 내내 비어 있던 위에 갑자기 음식물이 확 늘어나면서 많은 양을 소화시키려다 보니 기능에 이상이 옵니다. 그러니 소화가 제대로 될 리가 없지요. 음식물을 통해 섭취되는 열량은 일상생활의 에너지원으로 쓰이고 노화된 세포의 재생에도 큰 역할을 하는데, 불규칙한 식사는 영양소의 공급에도 불균형을 가져옵니다.

아침 식사를 굶는 것만큼 저녁을 거르는 것도 나쁜 식습관입니다. 저녁을 굶으면 다음날 아침까지 적어도 18~20시간 동안 공복 상태가 됩니다. 따라서 음식물이 들어가면 위가 놀라기도 하고, 아침마저 먹지 않으면 위의 기능이 점점 나빠집니다. 치료를 위해 단식을 하는 경우에도 위장의 적응을 위해 단식 전에는 식사량을 줄이고 단식 후에는 유동식부터 시작하는 방법을 씁니다. 그리고 단식 기간을 단기간으로 잡아서 위장의 부담을 줄입니다.

노화를 늦추는 다음 방법은 '잘 자는 것'입니다. 몸을 눕히고 잠을 자는 시간은 척추를 비롯한 뼈와 근육이 제자리를 찾아 가장 편안하게 휴식을 취하는 시간입니다. 몸의 세포와 근육, 장기들도 다음날의 활동을 위해 재충전을 하는 시간이지요. 보통 성인의 적정 수면 시간은 7~8시간인데, 밤 11~새벽 5시까지는 우리 몸이 수면을 취하도록 설정된 시간입니다. 그런데 이 시간까지 일을 하거나 게임을 하는 등 쉬지 못하면 나중에는 만성 피로 증후군에 걸리기도 하고, 여성들은 부종과 비만이 생기기도 합니다.

노화를 늦추는 마지막 카드는 '운동'입니다. 그러나 운동을 해야 한다는 생각에 갑작스레 격렬한 운동을 시작할 필요는 없습니다. 전혀 운동을 안 하던 몸에는 오히려 역효과가 나기도 하니까요. 그보다는 하루에 20분, 30분씩 1주일에 3번, 이런 식으로 시작해 보세요. 그리고 1~2주 단위로 시간을 조금씩 늘려가는 방법이 무리도 없고 꾸준히 운동을 할 수 있는 방법입니다. 귀찮은 것을 싫어한다면 걷기나 조깅이 좋고, 지루함을 쉽게 느끼는 사람이라면 수영을, 혼자 운동하기 싫다면 테니스나 배드민턴을 해 보세요. 잊지 마세요. 어떤 것을 하느냐보다 얼마나 꾸준히 하느냐가 운동 효과를 판가름하는 열쇠랍니다.

마른 사람과 뚱뚱한 사람, 누가 더 위험할까

비만인 사람과 저체중인 사람 중에서 누가 더 위험할까요? 너무 골똘히 생각하지는 마세요. 둘 다 위험하기는 마찬가지니까요. 뚱뚱할 경우 위험한 질병의 가짓수가 더 많기는 하지만 저체중인 사람의 위험도도 그에 못지 않습니다.

비만도는 보통 체중지수(BMI)로 판단하는데, 체중(kg)÷신장×신장(m)로 계산합니다. 이 지수가 20이하면 저체중, 20~25는 정상, 25~30은 과체중, 30~40은 비만, 40이상은 초고도 비만으로 판단합니다. 자, 지금 당장 펜과 종이를 꺼내서 자신이 어디에 속하는지 계산해 보고 비만이라면 다이어트를, 저체중이라면 살을 찌울 계획을 세우세요.

임신 전에 비만일 경우 에스트로겐을 만드는 지방이 과다해져서 배란이 불규칙해집니다. 이 외에도 배란 장애를 일으키는 다낭성 난소증후군에 걸리기도 쉽습니다. 아시죠? 배란 장애를 그대로 두어 상태가 악화되면 자칫 불임이 될 수도 있다는 것을.

반대로 몸무게가 평균보다 적게 나가는 사람들은 배란 장애와 월경 불순, 무월경증이 생기기 쉽고, 체력이 저하되어 임신 상태를 견디기 어려워합니다. 저체중이 된 데에는 체질적인 원인도 있지만, 다이어트로 급격히 살을 뺀 경우도 많습니다. 몸 상태를 정확히 진단한 다음 취약한 부분을 보강해서 건강의 균형을 찾는 것이 중요합니다.

30대에게 좋은 한방다이어트

|

'임신하기에 좋은 몸'이란 기와 혈이 순조롭게 흐르고 있는 균형 잡힌 상태라고 할 수 있습니다. 즉, 건강한 몸이라고 할 수 있겠지요. 그런데 비만, 혹은 과체중인 사람은 이미 몸의 균형이 깨져 건강하지 않은 상태에 있기 때문에 임신도 어렵습니다. 그래서 너도 나도 다이어트에 열중하고, 또 다이어트에 대한 정보는 넘쳐납니다. 한때 다이어트라는 말 뒤에는 '지독하게 굶는 것'이라는 말이 꼬리표처럼 따라다닐 때가 있었습니다. 이는 비만이 치료의 대상이 아니라, 단순히 몸무게를 줄이는 유행처럼 생각되었기 때문입니다. 그러나 비만은 의학적으로 치료해야 하는 병증의 한가지입니다. 정확한 원인 분석과 체질에 맞는 처방을 적용해서, 건강을 되찾는다는 목표를 가지고 있어야 합니다.

여러 다이어트 방법 중에서도 한방다이어트는 몸의 균형을 찾기 위해 비만의 원인을 근본적으로 치료합니다. 비만 환자의 몸을 살펴보면 담음(痰飮)이라고 하는 불순물이 쌓였을 수도 있고, 또 사고나 질병으로 인해 몸이 약해진 탓으로 기혈의 흐름이 깨졌을 수도 있습니다. 이렇게 사람마다, 체질마다 원인이 다르고 이에 따른 치료법도 다릅니다. 그래서 한방다이어트에서는 몸에 맞는 한약을 처방하면서 해독 효과가 있는 장세척, 식욕을 억제하고 지방을 분해하는 침·부항·물리치료 등의 치료 요법을 사용합니다. 이렇게 몸의 내부를 다스리고 나서 부위별로 집중 운동 치료를 병행합니다. 당뇨나 암 환자에게 식이 요법이 중요하듯, 다이어트도 건강을 되찾기 위한 치료이기 때문에 식이 요법이 중요합니다.

하루에 필요한 칼로리를 제한하고 기름진 음식, 고지방, 패스트푸드, 인스턴트 음식을 끊어야 합니다. 밥상을 채소와 곡물로 화려하고 풍성하게 만드는 것도 좋은 방법입니다. 채소와 해조류에 풍부하게 들어 있는 비타민, 미네랄은 노화의 원인 중 하나인 산화를 막는 효과가 있습니다. 항산화 식품을 충분히 섭취하면 노화의 원인이 되는 활성 산소의 생성을 최소화할 수 있답니다.

최근에는 겉으로 보기에는 깡말라 보이는데 내장 지방이 쌓인 비만 환자들도 늘어나고 있습니다. 폭식과 단기간 다이어트를 자주 반복하는 경우, 이런 내장 비만 환자가 되기 쉽습니다. 이 경우 몸을 다스리는 다이어트와 함께, 행동수정 요법이라는 마인드 컨트롤을 병행하면 좋습니다. 왜 폭식을 하는지, 그것이 무료한 생활이나 스트레스, 혹은 욕구 불만 등에서 시작된 것은 아닌지부터 파악해야 하기 때문이지요.

대개 비만 환자들은 살을 **빨리**, 많이 **빼고** 싶어 합니다. 즉, 조급하다는 특성을 보이는데 이것은 외부 사람들로부터 놀림을 받고 좌절감에 **빠진** 경험이 있는 사람들에게 흔히 나타나는 증상입니다.

무엇보다도 자신에게 맞는 다이어트법을 찾아 건강해진다는 '즐거운 목표'를 가지고 그 과정도 즐길 수 있어야 합니다. 처음으로 되돌아가서, 임신하기에 좋은 몸은 정신과 더불어 건강한 상태입니다. 심신이 조화롭게 건강한 것, 아무리 강조해도 지나치지 않습니다.

CASE 2

씨앗이 좋아야
열매가 실한 법,
남편을 업그레이드
시켜라

결혼 5년차, 32살의 신은경 씨는 그동안 아이가 생기지 않았던 이유가 남편의 무정자증 때문이었다는 사실을 얼마 전에 알았습니다. 불임의 원인이 자신에게 있다고 믿으며 마음 졸였던 것이 너무나 허탈해서 한동안 우울증에 시달리기도 했다는군요.

물론 지금은 옛말이 되었지만, 예로부터 아이가 생기지 않을 때는 대부분 여성의 탓으로 여겼습니다. 의료 기술이 발달하지 않아서이기도 했지만, 발기 부전처럼 눈에 보이는 이상 증세가 아니라면 아이가 잉태되고 자라는 여자의 몸이 문제라고 여겼지요. 그러나 실상은 남성의 불임도 전체 불임 원인의 1/3을 차지합니다. 여자들만 임신에 좋은 몸 만들기를 해서는 반쪽의 효과만 있을 뿐입니다.

정자도 술에 취하고 담배에 골병든다

|

한 생명의 시작이 눈에 보이지도 않는 작은 세포가 결합하면서 생긴다는 사실은 곱씹어 볼수록 놀라운 일입니다. 이 놀라운 사건의 시작이 되는 정자와 난자는 몸의 상태에 예민하게 반응합니다.

예를 들어 술을 마셨거나 담배를 피웠을 때 정자의 상태를 관찰해 보면 정자의 활동성이 극히 떨어진다고 합니다. 그러니 골초에 술고래 남자들이 예비 아빠가 되려면 그렇지 않은 남자들보다 몇 배는 더 노력해야 하겠죠?

건강한 정자를 만들려면 정자에게 유해한 환경을 차단하는 것이 급선무입니다. 그러나 당장 임신을 해야 한다고 며칠, 몇 주 금연하고 금주하는 것은 별 효과가 없습니다. 몸은 하루아침에 바뀌지 않습니다. 적어도 1개월 이상 꾸준히 지속해야 하는데, 일찍 시작하면 시작할수록 몸 상태는 더 좋아집니다.

정자의 운동성도 중요하지만 정자의 생성을 촉진시킬 수 있는 적극적인 방법도 필요합니다. 정자를 건강하게 만들려면 하체와 허리를 단련하면 좋습니다. 단, 모든 운동이 다 정자에 좋지는 않습니다. 앞서 말씀드렸듯이 꽉 죄는 옷을 입고 땀을 많이 흘리는 격렬한 운동은 고환에 압박을 주어 정자 생성에 지장을 주니까요.

우선 매일 30분 이상, 가벼운 옷차림으로 언제든지 할 수 있는 종목을 골라보세요. 조깅이나 걷기, 수영 등이 좋겠지요. 스쿼시나 테니스처럼 근력과 순발력을 키울 수 있는 운동도 좋습니다. 하지만 더욱 중요한 사항은 운동을 통해 스트레스를 해소하고 몸에 불필요한 지방과 노폐물이 쌓이지 않도록 하는 것입니다.

한의학에서 남성의 불임은 정액이 부족하거나, 너무 비만해서 노폐물이 쌓인 경우, 혹은 스트레스로 기혈이 정체된 것, 기력이 약하거나 반대로 지나친 성생활로 '화(火)'가 생긴 경우 등으로 봅니다. 따라서 남성들에게 건강한 정자를 만들기 위해 과로하지 말고 기름진 음식이나 술을 끊을 것, 과욕을 부리거나 갑자기 화를 내지 말 것 등을 권합니다.

가능하다면 아내와 함께 명상이나 조깅을 하는 것도 좋은 방법입니다. 외식을 줄이고 집에서 식사하는 것도 적극 권장합니다. 부부 관계를 돈독히 한다는 장점도 있지만, 그보다는 채소와 콩, 해조류와 잡곡밥 등 몸을 해독하고 항산화 효과를 가지고 있는 식사를 하기에는 '집밥'처럼 좋은 것이 없기 때문입니다.

아내와 함께 하는 요리, 식사, 운동. 건강해지는 방법 중에서 몸과 마음이 함께 업그레이드되는 이상적인 방법이 아닐까요?

CASE 3

임신을 유지시키는 한약도 적절히 사용하라

'안태(安胎)'약은 태아를 안전하게 지켜 주는 약이라는 뜻입니다. 풀이하자면, 유산이나 조산을 예방하고 임신 상태를 건강하게 유지시키는 치료법이지요. 저는 환자들로부터 "임신 기간 동안 한약을 먹으면 유산이 되기 쉽다는데 그게 정말이냐"는 질문을 많이 받습니다.

물론 가장 좋은 것은 의학의 도움을 받지 않고 건강하게 임신을 유지하고 출산하는 것이겠지요. 그러나 누구나 그렇게 건강한 몸을 타고나는 것은 아닙니다. 어떤 임산부는 체질상 유산의 위험이 있기도 하고, 또는 환경적인 영향으로 유산의 전조 증상이 나타나기도 합니다. 이때 약을 써서 치료해야 하는 경우가 있지만 대부분의 산부인과에서는 임산부에게 별다른 처방을 내리지 않습니다. 양

약의 대부분이 화학 성분으로, 태아에게 안 좋은 영향을 줄 수 있기 때문이지요. 그러나 한약은 그 개념이 조금 다릅니다. 구성에서부터 생약초로 이루어져 태아나 산모 모두에게 안전하도록 처방할 수 있습니다.

간혹 임신 중에는 아무 약도 먹지 못한다는 강박 관념 때문에 감기를 방치했다가 폐렴으로 발전하는 환자들도 많습니다. 산모가 아프고 잘 먹지 못하면 태아에게도 영향이 미쳐 안타까운 일이 생기기도 하는데 말이죠. 자신의 상태를 꼼꼼히 체크하고 이상하다 싶으면 의사 또는 한의사에게 문의하는 것이 가장 안전한 방법입니다.

안전한 임신을 위해 빈혈부터 다스려라

|

임산부가 겪는 증상 중에서 가장 흔하면서도 방치하기 쉬운 것이 바로 빈혈입니다. 물론 모체가 빈혈이라 할지라도 태아에게는 골수나 간에서 철분이 공급되기 때문에 큰 문제는 생기지 않습니다. 그러나 태아에게는 상관이 없다 하더라도 그대로 두면 모체의 영양상태가 곤란해 집니다. 꾸준히 철분제와 복합 비타민 제제를 복용하는 것이 좋지만, 이런 약은 소화 장애를 일으킬 수도 있고 흡수율이 낮다는 단점이 있습니다. 이럴 때 빈혈 증상을 완화하고 보혈 작용을 하는 한약을 먹는 것도 도움이 됩니다. 일반적으로 천

궁·당귀 등의 약재를 이용합니다.

안태약은 임신 초기에 복용하는 것이 효과적이다
|

유산이 가장 많이 일어나는 시기는 앞서 알려드렸듯이 임신 4~12주 사이입니다. 그래서 이 시기에 임산부가 입덧으로 기력이 쇠하거나, 유산의 전조 증상이 나타난다거나, 유산 경험이 있어서 습관성 유산이 예상된다거나 하는 등의 위험 가능성이 있을 때 안태약을 복용할 수 있습니다.

안태는 태아를 안전하게 보하면서 산모 역시 컨디션이 좋아지는 약을 씁니다. 대표적으로 백출, 황금 등의 약재를 이용하지요. 소화 불량이나 감기를 호소하는 산모에게는 십전대보탕(十全大補湯)을 처방합니다. 속을 따뜻하게 하고 기와 혈을 보해주어 임산부에게 효과적이라고 할 수 있습니다. 또 당귀작약산은 임신 초기에 복부 통증이나 출혈이 있을 때 복용하면 유산과 조산을 예방해 줍니다. 이 약은 자궁 내 환경을 향상시켜 태아에게도 도움이 됩니다.

단, 이 모든 약은 전문의의 처방을 받아 복용해야 합니다. 어떤 약재에 대해 역반응을 일으키는 사람도 있고, 건강한 임산부라면 일부러 보약이나 안태약을 먹을 필요가 없기 때문입니다. 보약을 잘못 먹으면 오히려 유산이 될 수도 있습니다. 기가 충분하고 넘치는 임산부가 오히려 기운을 북돋고 열이 나는 약을 먹으면 자궁으로 열이 모여 태아가 자라지 못하기 때문입니다.

너무 몸을 사리는 것도 문제이지만, 불필요한데 굳이 찾아 먹는 것도 화를 부릅니다. 과유불급(過猶不及), 지나치면 모자라는 것만 못하다는 옛말을 상기해 볼만 하지요?

CASE 4

유산을 막는 식생활과 일상을 습관화해라

'소 잃고 외양간 고친다'는 속담, 잘 아시죠? 임신 과정 중에서 이 속담을 뼛속 깊이 새겨야 할 때가 있는데요, 바로 유산이 가장 잘 일어나는 임신 초기입니다. 유산은 모든 임산부들이 불안해하는 사고라서 더더욱 유산을 막는 방법을 아는 것이 중요합니다.

'잘 먹고 잘 사는 것'이 인생 모토라는 제 친구는 한의사인 저를 친구로 두어 풍월을 읊게 된 서당개인 셈입니다. 저와 만날 때마다 틈틈이 들었던 상식과 이야기를 조합해서 식습관과 생활 습관을 바꾼 덕에 20대에는 비만 환자였던 친구가 30대에 건강한 아이를 둘이나 낳았으니 말입니다. 이 친구의 일상을 들여다보면 특별할 것은 없으나 한 가지 원칙이 있습니다. 그것은 인공적인 것들, 억지로 해야 하는 것은 먹지도 않고 하지도 않는다는 것입니다. 그래서 무공해, 자연주의를 고수하는 이 친구의 식단은 결국 '여자'에게도 좋은 식단이 되었습니다. 여러분도 이 친구처럼 인생 철학을 바꿔 보는 것은 어떨까요?

가릴 것은 가려서 먹자

세상은 넓고 먹을거리는 많습니다. 그러니 임산부가 먹어야 할 것도, 먹지 말아야 할 것도 얼마나 많겠습니까? 다행히 임산부가 먹지 말아야 할 것이 먹어야 할 것보다는 적습니다. 그리고 임산부가 피해야 할 먹을거리는 곧 유산을 예방하는 식단이 됩니다.

첫 번째 금기 식품은 '알코올'입니다. 술을 비롯한 알코올은 태아에게 직접적인 영향을 미칩니다. 알코올을 섭취하면 자궁 근종이 생길 위험이 그렇지 않은 경우보다 두 배 이상 높아집니다. 또 임신 중 술을 마신 임산부가 낳은 아이는 질병에 감염될 위험이 높으며, 집중력이 떨어지고 뇌의 발달이 늦어진다는 연구 결과도 있습니다.

그 다음으로 '카페인'을 꼽을 수 있습니다. 카페인은 저체중아, 유산, 조산 등을 유발하는데, 특히 철분의 흡수를 방해해서 빈혈을 초래합니다. 카페인의 이뇨작용은 수분과 칼슘을 오줌으로 배출시킵니다. 따라서 장기간 카페인을 복용하면 혈관이 좁아져서 혈액 순환 장애를 일으키고 이는 산소 부족과 영양 공급 저하를 부릅니다. 태아에게 가야할 산소와 영양 공급에 장애가 생기면 저체중이나 뇌가 작아지는 등의 장애아가 될 위험이 높습니다.

열량은 높으나 영양소가 거의 없는 '패스트푸드'도 반드시 끊어야 할 목록 중 하나입니다. 패스트푸드에 다량 함유된 지방과 탄수화물은 에너지원으로 쓰고도 남아 체내 지방으로 축적되고 활성 산소를 유발시킵니다. 최근 사회적 이슈가 되고 있는 트랜스 지방의 주범 역시 패스트푸드라는 사실을 명심하세요.

또 한 가지, '짠 음식'을 멀리해야 합니다. 소금을 많이 섭취하면 체내 삼투압이 높아져 물을 많이 먹게 됩니다. 이렇게 되면 부종, 고혈압, 임신 중독증 등이 생기기 쉬운데, 임산부는 고혈압이나 부종 등이 악화되는 데 걸리는 시간이 일반인에 비해 더 빠르고 위험합니다. 따라서 짜고 매운 음식은 되도록 자제하고, 담백하고 싱겁게 먹어야 합니다.

마지막으로 각종 '약물'을 들 수 있습니다. 임산부가 약물을 복용했을 때, 약 성분 중 일부는 태반을 통해 태아에게 전달될 수 있습니다. 이런 경우 기형아가 될 수도 있고, 심할 경우 유산이 될 수 있기 때문에 진통제, 해열제 한 알이라도 조심해야 합니다.

미국 식품의약국(FDA)에서는 임산부에게 투여하는 약물의 종류를 태아에게 전혀 위험하지 않은 약물, 거의 위험하지 않은 약물, 아직 연구 중인 약물, 태아에게 위험하지만 치료를 위해 필요한 약물, 태아에게 큰 위험이 있는 약물로 구분해 놓았습니다. 만약 임산부가 지속적인 치료가 필요한 질병에 걸렸을 때는 임신 중에도 어쩔 수 없이 약을 먹어야 합니다. 특히 호르몬제, 항생제, 해열제, 진통제 등은 태반을 통과하기 때문에 이런 성분이 함유된 약을 복용해야 할 때는 반드시 의사의 지시와 처방에 따라야 합니다. 태아는 안전하고 임산부도 질병이 악화되지 않아야 하기 때문입니다.

피할 것은 피하자

임신을 하면 '산중 우울증'이라고까지 할 정도로 감정의 기복이 심해 집니다. 아이가 태어나면 부모가 된다는 사실에 대한 책임감과 부담, 한편으로는 유산이나 조산 등의 안 좋은 상황에 대한 불안감이 수시로 찾아들기도 합니다. 따라서 임산부의 몸과 마음이 안정되지 못하면 자연히 자궁으로 가는 기운이 약해지고 몸의 흐름이 원활하지 못해, 급기야는 유산이라는 안타까운 일을 당할 가능성이 높습니다.

임신 기간 중에는 무엇보다 임산부 자신이 느긋하고 여유롭고 낙천적인 마음을 가지려고 노력하는 것이 중요합니다. 그리고 임산부의 노력만큼 중요한 것이 바로 예비 아빠, 즉 남편의 노력입니다. '부모'는 아버지와 어머니, 두 글자의 합성어입니다. 말 그대로 아버지와 어머니는 똑같이 부모가 되기 위한 과정을 거치면서 가정을 이루는 인생의 큰 전환점을 맞이하는 것입니다. 아이에 대한 사랑과 관심, 그리고 아이를 낳을 아내에 대한 배려와 존경심을 10개월 동안은 물론, 그 이후에도 지속될 수 있도록 함께 노력하는 것이 중요합니다.

지금까지가 세 아이를 낳아 키우고 있는 인생의 선배로서 드리는 조언이라면, 지금부터는 의사로서 안전하게 임신을 유지하는 데 필요한 몇 가지 조언을 할게요.

먼저 일상생활에서 되도록이면 전자파를 멀리 하세요. '되도록'이라는 말은 불필요할 때는 과감히 차단하라는 뜻입니다. 전자파는 컴퓨터, TV를 비롯해서 각종 전자기기에서 나오고 있습니다. 컴퓨터를 사용하지 않는 사람이 거의 없고 TV는 2대 이상 보유하고 있는 집이 대다수이다 보니 전자파를 멀리 하는 것이 쉽지는 않을 것입니다. 그러나 의식적으로 조금씩 줄여 나갈 수는 있습니다.

임신 사실을 안 순간부터는 컴퓨터 앞에서 1시간 이상 계속 앉아 있지 말고, 1시간에 10분씩 휴식을 취하세요. 그리고 TV 시청보다는 책을 읽고 산책을 하는 것으로 휴식 시간을 대체해 보세요. 가족이나 친구들과 대화하는 것, 그리고 음악 감상 등을 권합니다.

이런 것들은 스트레스를 줄이는 데도 큰 도움이 됩니다. 임산부에게 스트레스는 유산의 한 원인이 될 정도로 악조건입니다. 인체는 스트레스를 받으면 아드레날린이라는 호르몬을 분비하는데, 이 호르몬은 자궁이나 혈관을 수축시켜 몸에 공급되는 산소의 양을 줄이는 역할을 합니다. 임산부와 태아에게 가는 산소가 적어지면서 빈혈을 비롯한 이상 증세를 일으키는 것은 당연한 일이겠죠.

스트레스를 해소하는 데는 친구와의 허물없는 수다나 취미 활동이 도움이 됩니다. 임산부 뿐 아니라 현대를 살아가는 사람들에게 '스트레스 해소'라는 과제는 의식적인 노력이 필요할 만큼 쉽고도 어려운 일이니까요.

다음은 '과로, 과식'입니다. 무엇이든 넘치는 것은 좋지 않다고 앞서 말씀드렸지만, 임산부에게 과로와 과식은 일반인에게 해롭다는 수준의 정도를 훨씬 뛰어넘습니다. 과로가 유산으로 직결될 수도 있고, 과식은 임산부 당뇨, 비만, 임신 중독증 등을 유발합니다.

무엇이든 '적당한' 것이 좋습니다. 적당한 정도는 누구보다 임산부 자신이 잘 알겠지요. 피곤하다, 힘들다, 안 좋다는 느낌이 들면 무조건 '휴식'을 취하고 볼 일입니다.

{ 임신 후, 몸과 마음의 변화 }

임신선 임신으로 배가 불러오면 수직으로 선이 생긴다. 출산하면 대개 사라지지만 완전히 없어지지 않는 경우도 있다.

기미 호르몬의 영향으로 검은 반점이 생긴다. 출산 후에 자연스럽게 사라지기도 하고 그대로 남아 있기도 하므로 관리가 필요하다.

혈관종, 모세혈관 확장증 얼굴이나 목, 팔, 가슴 위 등의 피부가 빨갛게 변하면서 붓는다. 비슷한 증상으로 손바닥이 빨갛게 변하는 손바닥 홍반이라는 증상도 있다. 이 증상은 호르몬의 증가로 인한 것으로, 손에 자주 로션을 바르면 완화되지만 출산 후에 없어지지 않는다.

사마귀 없던 사마귀가 생기거나 있던 것이 커지거나 옅어지기도 한다. 만약 원래 있던 사마귀가 갑자기 커지면 병원에 가야 한다.

치아 임신을 하고 나면 대개 잇몸이 약해지고 염증이 자주 생기며 충치도 잘 생긴다. 이는 임신 중 에스트로겐이 증가해 잇몸의 혈관벽이 얇아지기 때문이다. 이때 치석이나 치태가 조금만 있어도 쉽게 염증이 생긴다. 특히 입덧을 할 때 양치질을 잘하지 않으면 이후에 잇몸과 치아에 계속 염증과 상처가 생긴다. 입덧으로 힘들어도 입 안 위생에는 특히 신경 써야 한다. 임신 중에는 치아 상태가 안 좋다고 해도 쉽게 치료를 받지 못하기 때문이다. 심각한 상태로 어쩔 수 없이 치과 치료를 받아야 한다면 임신 중기에 접어들었을 때 가는 것이 좋고, 의사에게 임신 중임을 반드시 알려야한다.

유방 임신 8주쯤 되면 유방이 커지면서 욱신거리는 통증도 생긴다. 또 유두의 색이 임신기를 지나 출산 후 수유를 하게 되면 갈색으로 변한다. 임신 14~24주쯤 되면 유두에서 노란색의 액체가 흘러나오는데 이는 모유가 정상적으로 나오기 시작했다는 징조이므로 자연스러운 현상이다.

가려움 임신으로 인해 피부가 팽창되면 늘어난 피부에 가려움증이 생긴다. 그대로 두고 계속 긁으면 더욱 악화되므로, 의사 처방을 받아 바르는 약으로 치료할 수 있다.

감정 임신 우울증이라는 말이 있을 정도로 임신 중에는 감정의 기복이 심하다. 흔한 증상으로는 갑자기 우울해지고 무기력해지며 쉽게 피로하고 힘들어한다. 눈물이 많아져서 갑자기 울기도 하고 짜증을 내기도 한다. 무엇보다 가족과 주위 사람들의 배려가 필요하고 본인이 이러한 감정의 변화를 자연스러운 것으로 인지하고 기분 전환을 위한 노력을 해야 한다. 임신 기간은 정서적인 안정이 중요한 시기이므로 최대한 감정을 잘 조절한다.

자궁 수축 배 위에 손을 올려 놓으면 자궁이 수축하는 것을 느낄 수 있다. 이런 현상을 '브랙스톤 힉스'라고 하는데, 자궁이 커지면서 생기는 자연스러운 현상이다. 감지하지 못해도 아무 이상이 없는 것이니 안심해도 된다. 그러나, 자궁 수축과 함께 하혈을 한다면 즉시 병원에 가야 한다. 자궁 수축 증상은 욱신거리거나 마비, 압박감 등의 형태로 느껴지기도 하는데, 압박하는 느낌이 심할 때 왼쪽으로 누워 있으면 완화된다.

질 분비물 흔히 '냉'이라고 부르는 질 분비물은 임신 중에는 더 많아지곤 한다. 질염에 걸렸을 경우에는 악취가 나고 색깔이 푸르스름하거나 누렇게 변한다. 따라서 색깔이나 냄새가 이상하다면 반드시 의사에게 진단을 받는다. 질 분비물은 비데나 물로 닦으면 질 속까지 역류하거나 물이 들어갈 수 있으므로 팬티라이너를 착용하거나 통풍이 잘 되는 속옷을 입어 청결을 유지한다.

자궁고 치골부터 자궁 아래까지의 길이를 자궁고라고 하는데, 임신 기간마다 평균 자궁고 수치가 있다. 이 수치가 평균보다 지나치게 크면 다태아(쌍둥이)나 임신 기간을 잘못 계산한 경우에 해당된다. 반면 지나치게 작으면 태아의 발육 이상이 의심되므로 초음파 검사 등을 통해 확실하게 체크할 필요가 있다.

CASE 5

워킹 맘이라면 이기적인 임산부가 되라

직장에 다니는 임산부들의 경우, 제대로 된 태교나 임신·출산 준비를 못한다는 불안감에 시달리는 경우가 많습니다. 그러나 바꿔 생각해 보면 직장에 다니는 것은 다른 방식의 훌륭한 태교가 될 수 있습니다. 직장 생활은 규직적으로 시간 맞춰 생활해야 하고, 여러 사람을 만나 다양한 이야기를 듣게 되고, 계속 생각하고 머리를 쓰고 토론하고, 짬짬이 걷고 계단 오르내리며 운동을 합니다. 집에서 하는 태교의 대부분을 직장에서도 실천하고 있는 셈입니다. 지적인 자극과 더불어 인성훈련이 더해진다는 이점도 있습니다.

자기 몸을 소중히 여기는 것이 우선이다

만약 출산 후에도 일을 계속 할 계획이라면 임신 초기부터 직장 내 업무 조절이 필요합니다. 육체적으로는 몸이 비교적 덜 힘든 업무와 스트레스를 적게 받는 업무를 찾아야 합니다. 정신적으로는 스트레스를 해소할 방법을 이전보다 더 많이 생각해야 합니다. 물론 동료들의 도움이 필요하지요.

그래서 임신 초기에는 임신 사실을 널리 알려야 합니다. 축하를 많이 받기 위해서라기보다는, '모두들 나를 좀 위해주세요'라는 애교 섞인 경고라고 할 수 있지요. 이 시기에는 임신에 대한 자각 증상이 없어 자칫 무리를 하다가 유산이 되기 쉽습니다. 외형적인 변화가 없어서 본인이 알리지 않으면 주변 사람들이 잘 알아차리지 못합니다. 그러니 임신 사실을 숨기고 있다가 갑자기 유산이나 위급한 상황이 되어 입원을 하게 되면 오히려 회사 업무에 지장을 주게 되겠지요. 미리 담당 부서에 업무, 출산 휴가, 육아 휴직을 상담하고 조정하는 것이 좋습니다.

임신 기간 중에서도 초기에 과로하는 것은 안 좋은 것이라고 누누이 말씀드리는데, 그럼 임신했다고 해서 당장 집에서 쉬어야 하느냐고 항변하는 환자들도 많습니다. 저도 직업을 가진, 일하는 엄마이기 때문에 워킹 맘의 고충을 충분히 이해합니다.

개인적으로 저는 타고난 건강 체질이어서 오히려 몸을 망친 경우에 속합니다. 돌이켜보면 20대에는 너무 열심히 살려고 애쓰지 않앉나 싶을 정도로 말입니다. 스스로를 사랑하지 못하고 작은 일에도 스트레스를 받으며 남의 건강은 챙기면서 정작 제 건강을 챙기지 못했습니다.

20대 중반이 지나면서 비로소 정신을 차렸다고 할까요…. 지금은 아무리 바빠도 하루 세 끼 식사는 거르지 않고, 잠을 줄이는 한이 있어도 운동을 위한 시간은 비워둡니다. 반대로 남편은 어려서부터 허약한 체질이어서 자기 몸을 아낄 줄 아는 사람입니다. 저와는 달리 한의대에 들어와서 더 건강해진 경우라고 할 수 있습니다.

일터에서 똘똘하게 대처하기

근무 중에 계속 서 있거나 앉아 있으면 근육이 뭉치고 피로가 쌓여 혈액 순환 장애가 생기기 쉽습니다. 특히 서 있는 자세는 다리에 부종이 생겨 정맥류를 유발할 수 있고, 뇌로 가는 산소의 공급이 부족해 빈혈이나 현기증을 유발할 수 있습니다. 미리 임신 사실을 밝히고 짬짬이 휴식을 취하세요. 1시간 정도 업무를 보면 5분이나 10분 정도 짬을 내서 휴식을 취하는데, 의자를 붙여 놓고 다리는 살짝 올린 채 눕는 자세는 임산부의 피로를 푸는데 도움이 됩니다. 또 가능하다면 점심시간을 이용해서 10분 정도라도 낮잠을 자는 것이 좋습니다. 최근 프랑스에서는 점심 식사 후 낮잠을 법적으로 제정하려는 움직임도 있다고 하지요.

더운 지방에서는 더위에 지친 심신을 위해 반드시 지키는 '시에스타(오후의 낮잠)'를 생각해보세요. 잠깐 동안의 낮잠이 주는 꿀맛 같은 휴식. 임신 초기의 임산부에게는 꿀맛 그 이상임에 틀림없습니다. 의자에 앉을 때 몸을 구부리거나 다리를 꼬는 것은 피해야 합니다. 요통이나 부종을 예방하기 위해서는 신선한 공기를 마실 수 있도록 잠깐 산책을 하는 것도 좋습니다. 단, 피곤하거나 다리가 아프지 않을 때 움직여야 합니다. 퇴근 후에는 다리와 발 마사지를 해 주고, 잘 때는 다리에 쿠션이나 베개를 받쳐 혈액 순환이 잘 되도록 합니다.

임신한 상태에서 자주, 먼 거리로 여행을 가거나 출장을 가는 것은 좋지는 않지만 3월 이후 임신 중반부터는 큰 무리가 되지 않는다면 굳이 피하지 않아도 됩니다. 만약 오랫동안 서 있거나 앉아 있는 것만으로도 피로감을 느끼는 임산부가 7개월 이후 출장을 가야 한다면 반드시 의사와 상담하도록 하세요.

출장지가 의료 혜택을 받기 어려운 곳이거나 고도가 높은 곳, 또는 기후 변화가 심한 곳 등이라면 사전에 협의를 통해 일정을 조정하는 것이 좋습니다. 여행 중에는 출혈이 있거나 손발이 심하게 붓는 증상이 있으면 그 즉시 병원으로 가야 합니다. 긴급 상황에 대비해 담당 의사의 연락처와 건강보험증, 진료 기록 등을 휴대하세요.

그러나 임신 말기, 마지막 달의 여행이나 출장은 절대 금물입니다. 이 시기는 언제 어디에서 양수가 터질지도 모르고 갑자기 진통이 시작될 수도 있습니다. 항공사마다 규정이 다르기는 하지만, 대부분 8개월 이상 임산부의 탑승을 금하는 것도 이런 이유 때문입니다. 교통수단은 승차감이 좋고 공간이 넓고 편안하며 흔들림이 심하지 않은 기차가 가장 권할 만합니다.

배나 버스는 심하게 흔들리면 멀미가 날 수 있으므로 가급적 삼가는 것이 좋습니다. 직접 운전해야 하는 자동차는 5시간 이내 거리라면 건강한 임산부의 경우 별 무리가 없다고 합니다. 그러나 5시간 이상 운전할 경우 혈액 순환이 나빠지고 무리가 가므로 피하는 것이 좋습니다. 비행기를 탈 때는 기내에서 되도록 다리를 쭉 뻗어주고, 물을 자주 마시는 것이 기내의 건조함을 극복하는데 도움이 됩니다.

편안한 출퇴근길을 확보하라

직장을 다니려면 어쩔 수 없이 매일 지하철이나 버스 등의 교통수단을 이용하게 됩니다. 그러나 버스나 지하철 등 사람이 많고 환기가 잘되지 않은 곳은 임산부에게 지극히 위험한 곳입니다. 특히 계단을 급하게 오르내리거나 뛰는 행동, 사람들에게 부딪히는 것은 유산이나 사산의 원인이 되기도 합니다.

따라서 대중교통을 이용할 때는 흔들림이 심한 버스는 되도록 피하고, 서 있을 때는 반드시 손잡이를 잡도록 합니다. 가능하다면 사람들에게 임산부임을 알리고 양해를 구해서 자리에 앉는 것도 좋겠지요. 만약 구토 증상이 나면 바로 차에서 내려 휴식을 취해야 합니다. 사람이 많고 공기가 부족하면 호흡 곤란이 올 수도 있으니까요.

지하철에서는 에스컬레이터나 엘리베이터를 이용하고 계단을 이용할 때는 되도록 천천히 오르내리도록 합니다. 출근 시간에는 사람도 많고 조금만 늦어도 힘드니 여유를 두고 30분 정도 일찍 출발하는 습관을 들이거나 회사와 조정하여 30분~1시간 정도 출근 시간을 조정하는 방법도 생각해 보세요.

직장 생활은 불가피하게 스트레스를 받을 수밖에 없기 때문에 이를 제대로 해소하는 것이 중요합니다. 주위 사람들에게 임산부가 피곤을 더 쉽게 느낀다는 사실을 미리 설명하고, 스트레스를 풀 수 있도록 즐거운 분위기를 만들어 보세요.

퇴근 후의 시간은 오로지 아기와 엄마가 편하게 쉴 수 있는 환경을 만드세요. 임신 기간 중에는 잠이 많아져서 자주 졸기도 하고 오랜 시간 일하는 것이 힘들 수 있습니다. 이럴 때는 집에 돌아와서 일단 푹 쉬어야 합니다. 특히 남편이 큰 도움이 되어 줘야 합니다.

CASE 6

착상에 좋은 최고의 환경을 만들어라

제가 지금까지 나열했던 조심할 것, 안 좋은 것, 피해야 할 것들의 공통점은 무엇일까요? 눈치가 빠른 분이라면 대개 임신 초기에 집중적으로 신경 써야 하는 것이라고 알아차리셨을 겁니다. 이렇게 특히 임신 초기와 임신 전 준비를 강조하는 이유는 30대 고령 여성일수록 임신이 되기 어렵고, 임신 초기 유산이 잦다는 데 큰 이유가 있습니다. 임신 초기의 유산은 수정란이 제대로 착상하지 못해서 일어나는 경우가 대부분입니다. 그래서 이번에는 '착상이 잘 되려면'이라는 주제로 이야기를 해볼까 합니다.

수정란은 자궁에서 명당을 찾는다

착상이란 난자와 정자가 수정된 다음, 자궁 내막에 자리를 잡는 것입니다. 수정란은 아주 빠른 속도로 세포 분열을 하는데 이 과정에서 주변 환경이 조금이라도 좋지 않으면 자라지 못하고 바로 성장을 멈추게 됩니다.

나팔관에서 수정된 수정란은 자궁으로 옮겨와 자궁 내막에 안착해야 합니다. 이 과정에서 나팔관, 자궁 등의 상태가 좋지 않으면 착상에 방해가 됩니다. 예를 들어 나팔관에서 자궁으로 이동하는 길에 염증이 있거나 과거에 질병을 앓아 좁아져 있으면 수정란이 자궁으로 이동할 수가 없습니다. 결국 수정란은 나팔관에서 세포 분열을 하는데, 좁은 나팔관에서 자라는 태아는 결국 사산하게 됩니다. 혹은 수정란이 나팔관에서 자궁이 아닌, 복강으로 빠져 나갈 수도 있습니다. 이런 경우를 자궁 외 임신이라고 합니다.

한편, 자궁으로 내려온 수정란은 단백질을 분해하는 효소를 내보내서 수정란을 감싸고 있는 보호막을 분해합니다. 점점 자궁 내막에 가까이 다가가서 마치 나무가 뿌리를 내리듯 내막에 착상합니다. 이때 여성의 몸은 수정란이 착상하기에 좋은 환경으로 변화합니다. 자궁 내막은 혈관이 발달되어 두꺼워져 있고, 적당히 촉촉하게 분비물도 나와 주는 등 비옥한 토양으로 변화하는 것이죠. 그런데 이때 자궁이 너무 차거나 뜨거우면 혈관이 발달하지 못하게 되고, 분비물 역시 말라버려 착상하기 힘든 환경이 되어 버립니다.

수정란이 편안하게 안식처를 찾아 튼튼하게 뿌리 내릴 수 있는 상황이 가장 이상적인 착상이라 할 수 있습니다.

착상에 좋은 음식

착상을 돕는 환경 만들기는 자궁의 상태를 최상으로 만드는 것과 같은 의미입니다. 산부인과에서 진료를 받아 본 사람들이라면 자궁벽이 두껍다 혹은 얇다는 말을 한번쯤 들어봤을 것입니다. 배란기에 가까워질수록 자궁벽은 두꺼워지면서 착상을 준비합니다. 이렇게 두꺼워진 자궁 내막이 임신에 실패하면 몸 밖으로 배출되는 것이 '생리'라는 사실도 이 책의 독자들이라면 이미 알고 있을 테고요.

자궁 내막에 혈관이 두터워진다는 의미는 임신을 준비하는 자궁이 비옥해진다는 말입니다. 생명을 틔우기 위해 씨를 뿌릴 때, 토양이 비옥해야 하는 것은 물론이고 흙의 양도 충분해야 씨앗이 깊이 뿌리를 내리는 것과 같은 이치입니다. 그러기 위해서는 이 시기에 혈액 순환을 원활하게 하는 음식이 필요하고 또 수정란이 분열하고 세포를 만드는데 필요한 단백질이 풍부한 음식을 많이 섭취해야 합니다.

우선 미역과 전복, 해삼 등의 해조류는 혈액 순환에 좋고 멸치, 우유, 견과류, 치즈 등은 칼슘과 무기질이 풍부해서 피를 맑게 해 줍니다. 브로콜리, 양배추, 복분자 등에는 엽산이 풍부하고 콩과 두부, 된장 등 콩 가공 식품은 단백질과 여성 호르몬을 만드는 이소플라본이 듬뿍 들어있습니다. 산수유, 석류, 복분자 등 붉은 열매 과일은 비타민이 풍부하지요.

반대로 착상을 방해하는 음식들은 절제해야 합니다. 냉면, 참외, 수박, 찬 우유, 보리, 오징어, 밀가루 등은 몸을 차게 만들므로, 찬 제질의 경우 피해야 합니다. 반대로 평소 열이 많아 자궁이 더운 체질은 맵고 뜨거운 음식을 피하는 것이 좋습니다.

한편 임신 전에 많이 쓰는 어혈을 푸는 약은 임신 초기에 쓰면 자궁 내막의 혈관을 풀어버리기 때문에 착상을 방해합니다. 그래서 어혈을 푸는 한방차도 임신 초기에는 먹지 않는 것이 좋습니다. 술, 담배, 감기약 등은 당연히 피해야겠지요.

태아가 자궁에 착상한 다음 이를 잘 유지하려면 자궁의 환경이 안정적이어야 합니다. 임산부의 마음이 불안하거나 스트레스를 받고, 무거운 것을 들고 힘든 일은 하는 것은 자궁에 무리와 압박을 줍니다.

그러니, 임신 기간 내내 지켜야 할 사항이지만 특히 임신 초기에 더욱 신경써야 할 항목! 즐겁고 행복한 마음으로 좋은 생각을 하는 것이 태교의 기본이기도 하면서 착상에 도움이 되는 일상입니다. 부부가 함께 산책을 하고 스트레칭을 하거나 호흡법을 익혀 조용히 명상을 하면서 심신을 안정시키는 것도 착상에 큰 도움이 됩니다. 최근에는 임신 기간 동안 부부생활은 어떻게 하느냐고 조심스럽게 물어보는 환자들도 많아졌습니다. 임신 중이라고 해서 10개월 내내 부부생활을 자제할 필요는 없습니다. 그러나 임신 초기 3~4개월까지와 임신 말기 9~10개월 즈음에는 하지 않을 것을 권합니다. 의사들이 으레 하는 말로 생각하지 말고, 아이를 셋씩이나 낳아 본 선배의 충고라고 생각하세요.

초기에는 자궁이 불안정한 상태이기 때문에 자궁을 압박해서 자칫 유산이 될 수 있고, 출산을 앞둔 임신 후기에는 자궁이 아래로 내려와 있어서 태아에게 안 좋은 영향을 미칠 수 있습니다. 그러나 애정을 표현하는 스킨십은 호르몬 분비를 촉진시키고 행복감을 느끼게 해서 스트레스를 해소하는 효과가 있습니다. 이런 정도라면 오히려 착상을 돕고 몸의 기혈의 흐름을 원활하게 해준다고 할 수 있습니다.

정리하자면, 부부간의 전희, 애무, 스킨십은 호르몬 분비를 촉진하여 착상을 돕지만, 격렬한 부부관계나 자궁을 압박하는 동작은 피하는 것이 좋습니다.

{ 고령 임산부가 특히 주의해야 할 질병 }

임신성 당뇨

고령 임산부가 임신성 당뇨에 걸릴 위험은 34세 이하 임산부에 비해 2~4배 정도 더 높다. 특히 당뇨병은 가족 중에 앓고 있는 사람이 있을 경우 발병 가능성이 더 높기 때문에 가족력도 꼼꼼히 살펴보아야 한다. 표준 체중에서 20% 이상 초과한 고도 비만, 사산이나 신생아 사망 등의 분만 경력이 있는 경우에도 발병 확률이 높다.

당뇨병은 인슐린 분비 이상으로 생기는데, 특히 임신 중에는 호르몬의 변화로 인해 인슐린이 잘 분비되지 않는 경우가 많다. 혈당치가 아주 높거나 낮아지면 어지럽고 심하면 정신을 잃고 쓰러지기 때문에 주의를 요한다. 치료는 식습관을 교정하고 식이 요법을 정확하게 지키는 데 중점을 두어야 한다. 저칼로리 식단으로 하루 열량을 1800Kcal 정도로 제한하고, 고단백 식품과 칼슘이 함유된 식품을 많이 섭취한다. 피곤하면 당뇨 증상이 더 심해지므로 무리하지 않도록 조심하고 스트레스를 줄이고 충분한 휴식을 취한다. 규칙적인 운동은 필수. 매일 20분 정도 가볍게 산책하는 정도로도 혈당치를 조절할 수 있다. 임신성 당뇨는 출산 후에는 자연히 없어지지만 40% 정도의 임산부는 재발하기도 합니다.

고혈압

고령 임산부가 고혈압에 걸릴 확률은 20대 임산부에 비해 2~4배가 높다. 일반적으로 수축기와 이완기 혈압이 각각 140, 90mmHg 이상일 경우 임신성 고혈압이라고 하며, 자칫 임신 중독증으로 발전하기 쉽다. 임신 중독증은 유산의 위험이 높은 심각한 질환이다.

고혈압이 되면 신장이나 태반에서 혈관을 수축시키는 물질이 분비되면서 혈액순환을 방해하고 자궁에 흐르는 혈액도 적어져 태아에게 혈액 공급이 줄어든다. 그러면 태아가 산소 부족과 영양 결핍을 겪거나 미숙아로 태어날 확률이 높고 심하면 사산되기도 한다.

고혈압 판정을 받았을 때는 우선 식이요법을 지키고 스트레스를 줄이고 안정을 취해야 한다. 식이 요법은 염분을 적게 섭취하고 고단백 음식과 칼슘 섭취를 늘려야 한다. 수시로 혈압을 체크해야 함은 물론이다.

저혈압

일반적으로 임신 중기에는 혈압이 다소 떨어지고 임신 말기에는 혈압이 올라간다. 이는 자궁이 점점 커지면서 대동맥과 대정맥, 심장과 뇌로 향하는 혈관을 압박하기 때문이다. 그러나 일반 임산부에 비해 저혈압이 심해지면 오래 앉아있거나 누워있다가 빨리 일어날 때 심한 현기증을 느낀다. 저혈압을 예방하려면 눕거나 앉았다가 일어설 때는 천천히 움직이고, 똑바로 눕는 것보다 옆으로 눕는 자세가 좋다.

임신 중독증

고령 임산부나 임신 전 고혈압, 당뇨병, 신장병, 비만, 빈혈 등을 앓던 임산부는 특히 임신 중독증에 걸릴 위험이 높다. 임신 중독증은 몸이 심하게 붓는데 일반적인 임산부의 부종과는 달리 붓기가 가라앉지 않고 지속되며 혈압이 갑자기 올라 두통과 시력 저하를 동반한다.
임신 중독증에 걸리면 임산부의 고통은 물론이고 태아에게는 영양 공급이 잘 안되어 영양 부족과 산소 부족에 걸릴 위험이 있다. 혹은 미숙아로 사산하거나 조산할 우려가 있고 임산부의 뇌까지 붓게 되면 전신 경련 등을 일으킬 수 있다.
임신 중독증을 예방하기 위해서는 되도록 싱겁게 먹어 염분 섭취를 줄이고, 고단백과 고칼슘 식품을 섭취하면 좋다. 특히 고혈압과 깊은 연관이 있으므로 임신 중 고혈압 판정을 받았을 때는 더욱 조심해서 임신 중독증까지 발전하지 않도록 주의해야 한다.
30대 임산부가 고혈압이나 임산부 당뇨에 걸릴 확률은 20대 임산부보다 3배 이상 높으며, 이로 인해 임신 중독증으로 발전할 가능성도 무척 높다.

CASE 7

입덧은 기쁘게 받아들여라

"다른 임산부들이 입덧하는 것은 정말 부러워 보였는데, 막상 제가 당하니까 너무 불편하고 싫어요."

33세의 문수민 씨는 기다리던 임신을 하게 됐음에도 불구하고 입덧 때문에 고생을 해서 그런지 표정이 어두워 보였습니다. 그럴 만도 하지요.

그녀는 이미 며칠째 아무것도 먹지 못하고 링거를 맞다가 겨우 움직일 만해져서 저를 찾아왔거든요. 평소 비위가 약해서 차멀미도 심했고 예민한 성격이었기 때문에 입덧이 더 심한 것이었습니다. 약을 처방해 주고, 입덧을 하는 것은 아이가 좋지 않은 음식을 가려 먹을 정도로 똑똑한 태아이기 때문이라고 말해 주었더니 한결 표정이 밝아졌습니다.

한방에서는 입덧을 '오저(惡阻)'라고 하는데, 태아가 자궁에 자리 잡으면서 자궁에 변화가 생기고 이 변화한 기운이 위장으로 상승해서 생긴다고 봅니다. 원래 비위가 약했던 사람은 위에 수독(水毒)의 일종인 담음(痰飮)이 정체되어 있기도 합니다. 이럴 경우 인삼, 지각, 반하, 백출 등의 약재를 써서 위장으로 상승하는 기운을 조절합니다.

서양 의학에서는 태반의 융모 조직에서 분비되는 호르몬이 구토 중추를 자극하기 때문이라고 알려져 있습니다. 이 호르몬은 임신 5~6주에서 12주까지 가장 많이 분비되기 때문에, 대개 16주 정도가 되면 입덧이 사라집니다.

입덧은 보통 공복 상태인 아침에 가장 증상이 심해서 서양에서는 'Morning Sickness'라고 합니다. 증상은 그야말로 개인차라서 천차만별입니다. 대개는 음식 냄새를 맡으면 속이 거북해지면서 구토 증세를 일으킵니다. 특히 공복 상태에서 메스꺼움이 더 심해져서 계속 뭔가를 먹게 되는 경우도 있습니다. 배가 고프거나 먹고 싶은 음식이 없더라도 말이죠. 온 몸에 힘이 빠지고 나른해지며 식욕 부진, 음식물의 기호 변화 등도 수반하지요.

그러나 입덧은 임신 초기의 자연스러운 현상으로 오히려 입덧을 하는 산모에게서 기형아 발생률이 적다는 연구 결과도 있습니다. 즉, 입덧을 하면서 음식물을 가려 먹게 되면 유해한 물질이나 체질에 맞지 않은 음식을 자연스럽게 멀리 하게 되어 기형아 발생 위험이 낮아진다는 것입니다. 따라서 입덧은 임신이라는 변화에 적응해가는 지극히 정상적인 몸의 반응이라고 볼 수 있습니다. 단, 입덧의 정도가 심하거나 너무 오래 지속될 경우 영양실조에 걸릴 수 있으므로 병원 치료를 할 것을 권합니다.

입덧은 임신을 실감하는 첫 번째 과정

대부분의 입덧은 느긋한 마음으로 여유롭게 대처하면 자연히 가라앉습니다. 그러나 입덧을 하기도 전에 누구는 입덧이 너무 심해서 아무것도 먹지 못해 병원에 실려 갔다는 식의 극단적인 이야기를 듣게 되면 예민한 임산부들은 더 심하게 스트레스를 받습니다.

입덧은 정신적인 영향을 많이 받는 증상입니다. 그래서 육체적으로도 충분히 힘든 상태에서 초조해하거나 사소한 증상에 연연해하는 것은 입덧을 부추기기만 합니다. 음식에 대한 기호가 변하고 몸에서 특정한 음식을 원할 때는 그 변화에 자연스럽게 따라가세요. 그리고 일상생활에서는 입덧과 임신에 대해 의연하게 생각하고 신경을 다른 데로 집중시킬 수 있는 취미 생활, 가벼운 산책, 친구들과의 식사 등으로 기분 전환을 시도해 보는 것도 좋습니다.

입덧을 하는 임산부가 가장 크게 신경 쓰는 부분은 바로 태아의 건강일 것입니다. 제대로 먹지 못하기 때문에 태아도 잘 자라지 못할 것이라는 걱정. 일단 이런 걱정은 영양실조에 걸릴 정도가 아니라면 접어 두도록 하세요. 태아는 모체의 혈액을 통해 영양을 공급받는데, 임산부의 몸은 태아의 영양 공급을 최우선으로 해결하고 있기 때문입니다.

즉, 임산부가 완전히 탈진되어 쓰러지기 전까지는 태아에게 필요한 영양분이 엄마 몸에서 빠져나가고 있다고 생각하면 됩니다. 이런 사실을 확인할 때마다 생명을 키우는 것은 신비한 인체의 자동 시스템에 의해 작동되고 있다는 것을 느끼게 됩니다.

그러니, 입덧에 대해 과도한 걱정을 할 필요는 없습니다. 물론 아주 심해서 영양 결핍에 걸릴 정도가 되면 병원 치료를 받아야 합니다. 이런 정도가 아니라면 엄마가 마음을 편하게 가지고, 입맛에 맞는 음식을 찾아서 먹는 것으로도 태아의 건강은 유지된다고 믿으세요.

먹고 싶을 때, 먹고 싶은 것만 먹어도 입덧은 지나간다

입덧 치료의 기본은 먹고 싶을 때, 먹고 싶은 음식만 먹는 것입니다. 그러니 하루 중에서 입덧 증세가 덜한 때를 찾아서 조금씩 먹어 보세요. 하지만 식욕이 없는데도 억지로 음식을 먹으려 애쓰면 그 자체로 스트레스가 됩니다.

공복에 구토가 심할 때는 공복감을 없애야 나아지므로 손에 닿는 곳곳에 과일이나 생야채, 물, 우유 등을 놓아두고 틈틈이 먹어 보세요. 특히 증상이 심한 아침에는 일어나자마자 방울토마토나 야채 한 조각, 따뜻한 우유, 요구르트 등을 먹으면 한결 나아집니다. 그리고 물을 수시로 마셔 수분을 많이 섭취하면 구토도 가라앉고, 변비를 예방할 수 있습니다. 하루에 2~3리터 이상 섭취하세요.

입덧은 소화 장애와 함께 오기 때문에 소화되기 어려운 기름에 튀긴 음식이나 딱딱한 것은 피하는 것이 좋습니다. 대신 비타민 B6가 많이 함유된 콩, 연어, 참치, 달걀, 돼지고기, 과일 등의 섭취를 늘리면 구토 증세가 완화되는 효과가 있습니다.

흔히 입덧을 하면 신 음식을 먹고 싶어 하는데, 신맛은 입맛을 돋우기도 하고 다른 음식 냄새를 제거하기 때문에 입덧 증상을 완화시키는 효과가 있습니다. 예를 들어 식초나 레몬즙을 이용한 샐러드 등은 고르게 영양소를 섭취할 수 있어 입덧 기간 중에 먹기 좋은 음식이지요.

입덧과 함께 임산부들을 괴롭히는 증상 중 하나는 변비입니다. 특히 입덧 기간 중에는 제대로 먹지 못해서 변비가 심해지곤 합니다. 이런때에는 아침에 일어나자마자 물을 1~2컵 마시고, 채소와 섬유질이 많은 해조류, 과일을 매일 챙겨 먹으면 증상이 완화될 수 있습니다.

저는 비위가 약해서 입덧이 심한 임산부에게는 '이진탕'을, 구토가 심해서 아무것도 먹지 못할 때는 '보생탕'을 처방합니다. 이 외에도 체질과 원인에 맞는 약을 처방해서 입덧이 무사히 지나갈 수 있게 도움을 줍니다.

입덧은 아이가 내 몸 안에서 자라기 시작했다는 행복한 증거입니다. 입덧이 끝날 시기가 아닌데 갑자기 증상이 그치면 유산을 의심할 수 있습니다. 그래서 입덧은 해도 괴롭고, 하다가 그쳐도 불안합니다. 어차피 겪어야 할 일이고 아이를 맞이하는 과정이라면 즐겁게 받아들이세요. 아기가 잘못되는 것보다는 내 몸이 조금 힘든 것이 낫다는 긍정적인 생각으로 말이에요.

CASE 8

임신 초기,
태아가 좋아하는
운동을 계발하라

임신 6주에 접어든 박은경 씨. 평소 수영이나 스쿼시 등의 운동을 즐겨 왔던 터라 임신을 하면 운동을 그만 두어야 한다는 주위 사람들의 이야기에 섭섭함을 감추지 못했습니다.

"선생님, 정말 아무 운동도 하면 안 되나요? 저는 움직이는 걸 좋아하는데 앞으로 어떻게 지내죠?"

이렇게 근심 가득한 얼굴로 물어보는 그녀에게 임신 시기에 알맞은 운동을 할 수 있다고 했더니 얼마나 기뻐하던지 저도 웃음이 날 정도였습니다.

임신은 아무것도 하지 않으면서 환자처럼 지내야 하는 시간이 아닙니다. 저는 셋째 아이 평화를 가졌을 때 마지막 달까지 수영을 했습니다.

지금 생각하면 다소 무모했다는 생각도 들지만, 평소 워낙 수영을 좋아하다보니 임신을 했다고 멈출 수가 없었던 것이죠. 함께 수영하던 아주머니들마다 걱정을 하셨지만, 그럴 때마다 저는 "제가 한의사예요"라며 그분들을 안심시켜 드리곤 했습니다. 그러나 이런 저 역시 첫 아이 때는 걱정스러운 마음에 그 좋아하던 수영도 마음껏 못했답니다.

단지 물속에서 걷는 정도로 만족했는데, 둘째 때는 조금 더 대담해져서 운동량을 늘리고, 마지막 셋째 때는 자신이 붙어서 마지막 달까지 수영을 할 수 있었습니다.

저처럼 건강하기만 하다면 태아에게 무리가 가지 않을 범위 내에서 운동도 할 수 있고, 직장 생활도 할 수 있습니다. 물론 서른이 넘으면 20대에 비해 위험에 더 많이 노출되어 있지만, 앞서 말씀드렸듯이 고령 임산부도 얼마든지 건강하게 출산할 수 있으니 미리 극단적이고 부정적인 우려를 하지 마세요.

골고루 잘 먹어야 쑥쑥 큰다

이제 드디어 태아가 뱃속에서 자리를 잡았으니 아이가 잘 자랄 수 있는 환경을 만들어 줄 차례입니다. 여기서 퀴즈를 하나 내 볼게요. 태아에게 꼭 필요한 영양소는 무엇일까요?

정답은, '없다'입니다. 정확히 말하면 '모든 영양소가 골고루 필요하다'겠지요. 그런데 여기에도 특히 주의해야 할 원칙은 있습니다. 우선 단백질과 칼슘을 섭취하되, 양보다 질 위주로 해야 한다는 것입니다. 단백질도 탄수화물과 동량의 열량을 내는 에너지원이기 때문에 많이 섭취하면 쓰고 남은 에너지가 축척되어 비만의 주범이 됩니다.

철분과 칼슘이 풍부한 간, 굴, 녹황색 채소, 달걀노른자, 팥, 건포도 등을 꾸준히 먹어 보세요. 그러면 빈혈도 예방되고 태아의 뇌세포 발달에 도움을 주어 똑똑한 아이로 자랍니다.

그 다음으로 중요한 것은 골고루 먹는 것입니다. 부족해지기 쉬운 무기질이나 비타민까지 충분히 섭취해야 하는데요, 특히 비만을 우려한다고 해서 지방을 너무 제한하는 것도 좋지 않습니다. 지방은 여성 호르몬 에스트로겐의 원료인 콜레스테롤을 함유하고 있기 때문에, 지방 섭취가 줄어들면 호르몬의 분비도 줄어듭니다. 따라서 지방을 섭취하긴 하되, 좋은 지방으로 적당히 섭취하는 것이 포인트입니다. 예를 들어 최근 화제가 되고 있는 포화 지방산과 트랜스 지방은 피하고, 생선 등에 많이 함유된 불포화 지방과 식물성 지방을 섭취하도록 하세요.

마지막으로, 제가 임신 중에 참고했던 책자 중에는 '임신 초기에 탄수화물의 섭취를 늘리라'는 지침이 있었습니다. 하지만 저는 개인적으로 이 지침을 따르지 않았습니다. 제가 전공한 한의학과 휴먼 뉴트리션(Human Nutrition 임상 영양학)을 바탕으로 생각해 볼 때, 이 부분은 서양의 임신 가이드북이 잘못 번역된 것이 아닌가 의심되는 부분입니다.

밥을 주식으로 하는 한국 사람은 평소 탄수화물의 섭취가 서양인에 비해 월등히 높은 편인데, 여기에 임신을 했다고 더 많이 섭취하면 어떻게 될까요. 결국 탄수화물의 당분이 지방으로 변환되어 살만 찌우는 결과가 되기 쉽습니다. 그렇지 않아도 임신으로 인해 저장 모드로 변한 인체가 한번 흡수한 탄수화물을 내놓을 리 없지요. 결국 과다하게 섭취된 탄수화물은 그대로 다 살이 되고 맙니다. 탄수화물 섭취를 늘리겠다고 밥 이외에 빵이나 과자류 등을 먹는 것은 특히 금해야 합니다. 오히려 평소보다 탄수화물의 섭취는 줄이고 야채나 과일, 견과류 등의 섭취를 높여주는 것이 효율적이겠지요.

임신 초기, 아기를 느끼는 시간

|

임신 4~12주 동안에 태아는 팔과 다리가 자라고 얼굴의 형태가 생기고 뼈가 자랍니다. 점점 손가락과 발가락, 머리카락, 손톱 등이 생기고 장기가 완성되어 가지요. 무엇보다 뇌 세포가 발달하는 중

요한 시기인데다가 유산이 가장 잘 일어나는 위험한 때라서 '절대 무리하지 말 것'과 '입덧을 잘 넘기는 것'이 이 시기의 중요한 미션입니다. 임신 초기는 몸의 변화를 느끼기 시작하는 때입니다. 즉, 태아가 자란다는 것을 눈으로 확인할 수는 없지만 임산부 스스로가 몸으로 먼저 느낍니다.

그럼 이 시기에 알맞는 운동은 어떤 것일까요? 사실 임신 12주, 즉 3개월까지는 쉬는 것이 가장 좋습니다. 피곤을 느낄 때마다 누워서 쉬는 것이 좋은데, 이 때 복식 호흡을 하면 운동이 됩니다. 또, 몸을 크게 움직이는 운동보다 몸의 긴장을 풀어주는 스트레칭이 효과적입니다. 스트레칭은 혈액 순환과 기의 흐름을 원활하게 만들어 주기 때문에 임신 기간 내내 꼭 필요한 운동법 중 하나입니다.

{ 영양소가 임산부에게 미치는 영향 }

영양소	함유 식품	효과
단백질	고기류, 달걀, 생선, 우유 및 유제품(치즈 등), 콩, 된장, 두부, 땅콩	태아가 새로운 조직을 만들 수 있게 돕고 피와 살, 장기를 만든다.
탄수화물	밥, 곡류, 빵, 고구마, 감자, 옥수수, 국수	임산부와 태아가 생활하게 하는 에너지원.
지방	식용유, 마가린, 깨, 버터, 생선	자궁 보호, 체온 유지. 식물성 지방으로 섭취하는 것이 좋다.
칼슘	우유, 참깨, 치즈, 멸치, 새우, 해초류, 현미, 녹황색 채소, 달걀노른자	뼈와 이를 튼튼하게 하고 신경과 신장의 기능을 돕는다.
철분	달걀노른자, 김, 미역류, 간, 조개류, 꽁치, 징어리	빈혈을 예방하고 성장 발육에 도움을 준다. 비타민 C, 단백질과 함께 섭취한다.
섬유질	채소, 곡류, 과일	대장 활동을 활발하게 해서 변비와 치질을 예방한다.
비타민 A, B1, B2, C	달걀, 간, 버터, 콩, 팥, 우유, 두부, 치즈, 된장, 채소, 과일	신진대사를 원활하게 해주고, 병을 예방한다. 부족할 경우 태아의 성장 장애, 발육 부진, 유산, 조산, 기형아 출산의 원인이 된다.
무기질 (미네랄, 아연, 구리, 요오드)	달걀, 우유, 콩류, 육류, 미역, 김, 다시마, 해조류, 굴, 어패류	생식 기관의 형성과 발달에 중요한 요소이고, 적혈구 성숙과 갑상선 호르몬 기능에 필요하다.

CASE 9

임신 중기, 엄마와 아기가 즐거워지는 몸을 만들어라

대략 13~24주가 되면 임신 중기에 접어듭니다. 이 시기가 되면 입덧이 사라지면서 식욕이 왕성해져서 체중도 늘어난답니다.

태아는 양수 속에서 손발을 움직이고 태반이 완성됩니다. 임산부는 무엇보다 입덧이 사라져서 마음대로 먹을 수 있게 되는데요, 자칫 마음 푹 놓고 이것저것 다 먹다 보면 임산부도 뚱뚱해지고 아기도 뚱뚱해져서 출산이 힘들어집니다. 이 시기에는 스트레칭이나 체조, 호흡 등을 통해 체중을 조절하는 것이 좋습니다.

또 신선한 공기를 쐬는 걷기 운동은 산소 공급에 도움을 주고 심폐 기능을 강화시키는 한편, 걷는 동작 자체가 고관절과 골반의 유연성을 돕습니다. 특히 몸무게가 본격적으로 늘어나기 시작하면서 다리와 발이 잘 붓기 때문에 하체의 긴장을 풀어주는 체조가 필요한 시기라고 할 수 있습니다.

임신 중의 체중 증가는 자연스러운 일이지요. 태아의 몸무게가 늘어날 것이고 양수와 태반의 무게가 더해지고 임산부의 자궁과 유방도 커집니다. 그리고 태아에게 영양을 공급하기 위해 임산부의 몸에도 영양소가 축적되기 때문에 자연스럽게 체중이 늘어납니다. 임신 전 정상 체중이었다면 일반적으로 11~16kg 정도 증가하는 것을 정상 범위로 봅니다. 그러나 저는 어떠한 경우라도 15kg 이상은 넘지 않을 것을 권합니다. 임신 중에 찐 살들은 출산과 함께 모두 **빠져나갈** 거라고 생각하지만, 이 생각은 스스로의 식욕을 위한 위로이자 착각일뿐이라는 사실!

저는 첫 아이 때는 분만할 때까지 12kg이 늘었는데, 이 살과 배가 아이를 낳으면 다 들어갈 줄만 알았지요. 그런데 아이를 낳고도 임신 5~6개월쯤은 되어 보이는 배 때문에 절망하고 말았습니다. 그래서 둘째 아이 때는 좀 더 식이 요법에 신경을 쓰고 운동량도 늘려서 9kg 정도가 늘어난 선에서 그쳤답니다.

이처럼 저는, 임신과 동시에 살이 안 찌려고 노력했습니다. 임신을 하면 평소보다 쉽게 살이 찌는데, 이는 우리 인체가 임신과 수유까지 생각해서 미리 에너지를 저장하려는 성질 때문입니다. 일단 임신 체제로 들어선 인체는 배출보다는 저장으로 시스템을 전환하는 것만은 분명합니다.

다행히 정상 범위에서 체중이 늘고 있으며 어떤 질병도 의심되지 않는 건강한 상태라면 일부러 살을 빼거나 식욕을 억제할 필요는 없습니다.

그렇더라도 초기부터 해오던 스트레칭과 체조는 계속하세요. 매 단계마다 적절한 운동을 계속하면 출산이 쉬워지고 출산 후 회복도 빨라지니까요.

비만한 임산부는 임신 중독증, 당뇨병, 고혈압, 요통, 빈혈 등을 포함한 각종 질병에 걸릴 확률이 높습니다. 여기에 고령 임신이라면 상황이 더욱 안 좋아지겠죠. 복부 지방층이 두꺼우면 초음파 검사에서 태아의 상태를 보기가 어려우니 태아의 상태를 체크하는데 어려움이 있고, 무엇보다 비만하거나 고령 산모일 경우 출산할 때 제왕 절개술을 할 가능성이 높아집니다. 게다가 뚱뚱한 임산부는 임신 중독증에 걸릴 가능성이 높다는 통계까지 있으니 여러모로 조심하는 것이 상책입니다.

임신 중 좋은 운동과 나쁜 운동

|

임산부들이 식습관을 조절하는 데는 한계가 있습니다. 그래서 전문가들은 식습관 조절보다는 운동을 통해 몸의 최적 상태를 유지하는 것이 더 효과적이라고 말합니다. 규칙적으로 운동을 하면 체중 증

가를 적절한 수준으로 조절할 수 있고, 출산에 필요한 근육을 튼튼하게 다듬을 수 있습니다. 임산부에게 흔하다는 변비와 요통 예방에도 적절한 운동만큼 좋은 것은 없지요. 또 팔다리가 붓는다거나 다리에 정맥 근육이 굵어지면서 돌출되는 정맥류도 예방합니다.

자, 이 모든 걱정을 한시름 놓게 할 임산부용 운동법을 알려드릴게요. 단, 임산부 운동은 모든 단계에서 '편안하고 즐겁고 안전하게 한다'는 수칙을 잊지 마세요.

임산부에게 좋은 운동은 걷기, 가벼운 수영, 아쿠아로빅, 사이클(고정된 자전거), 자전거 타기, 조깅, 요가 등입니다. 반대로 임신 중 피해야 할 운동은 스키, 스쿠버다이빙, 수상 스키, 윈드서핑, 구기 종목 등입니다. 특히 임신 기간 중 태아에게 안전하면서 출산 직전을 제외한 전 시기에 권장할만한 운동으로는 수영이나 아쿠아로빅을 들 수 있습니다. 물 속에서 움직이는 것은 정서적인 안정감도 느낄 수 있고, 팔·다리와 얼굴 등이 붓는 것을 예방합니다.

앞서 말씀드린 것처럼, 셋째 아이를 가졌을 때 저는 마지막 달까지 수영을 했습니다. 매일 수영 1km, 걷기 6km의 코스를 빠지지 않고 꾸준히 했지요. 올림픽에 나갈 것도 아닌데 왜 그렇게 열심히 했냐고요? 이렇게 하는 것이 늦둥이에 대한 예의라고 생각했습니다. 엄마가 좀 힘들더라도 건강한 아이를 낳기 위해서 이 정도 노력은 해야 한다고 생각했으니까요. 그럼에도 불구하고 실제 몸무게는 첫째 때보다 더 많은, 총 15kg이나 늘었답니다.

간혹 임신 중에 수영을 하면 자궁 안까지 물이 들어갈까 염려하는 사람들이 있는데, 우리의 인체는 그리 허술하게 만들어지지 않았으니 걱정하지 마세요. 여기, 산증인이 있잖아요. 아이 셋 낳도록 수영을 멈추지 않았지만, 수영으로 인한 아무런 부작용도 없었으니 이 정도면 산 증인이라 할 만 하겠지요?

임산부에게 적당한 수영장의 물 온도는 26.5~29℃입니다. 수영은 물론 목욕을 할 때도 이 이상 뜨거운 물에 들어가는 것은 삼가는 것이 좋습니다. 특히 임신 초기에는 체온보다 높은 온도의 물속에 오래있으면 태아의 뇌 발달에 치명적일 수 있으니 주의하시구요.

탈수를 막기 위해 운동 전과 운동 틈틈이 물을 마시는 것이 좋습니다. 임신 중에는 무엇보다 목욕탕이나 수영장 같이 물기 있는 곳에서의 미끄러짐을 주의해야 하는데, 사고를 방지하기 위해서 반드시 조깅 슈즈나 수영장 전용 신발 등을 착용하도록 하세요.

단, 운동을 하지 말아야 하는 경우도 있습니다. 자궁경관무력증이 있거나 조산, 유산의 경험이 있을 때, 고혈압이 있거나 심장 질환이 있으면 되도록 운동은 하지 마세요. 또 쌍둥이 이상 다태아 임신 중이거나 질 출혈이 있으면 하던 운동도 중단해야 합니다.

{ 임산부 스트레칭 }

발의 긴장을 푸는 스트레칭

1 바닥에 누워 벽에 발을 기대 놓는다.
2 이불을 말아서 경사면을 만든 다음, 다리를 높은 곳에 두고 누워서 휴식을 취한다.

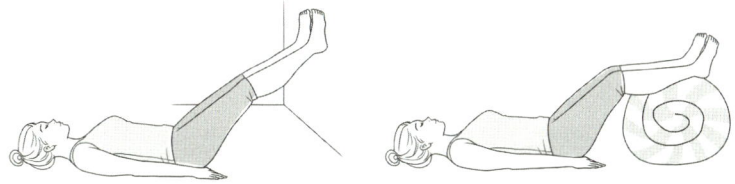

서혜부 스트레칭

서혜부부터 엉덩이를 유연하게 만들어 준다. 누워서 두 손은 가볍게 가슴에 모아 놓고, 양 무릎을 구부려 발바닥을 맞닿는다. 이러면 다리가 마름모꼴이 된다. 다리를 천천히 위아래로 흔들흔들한다. (서혜부 : 아랫배와 허벅다리 사이)

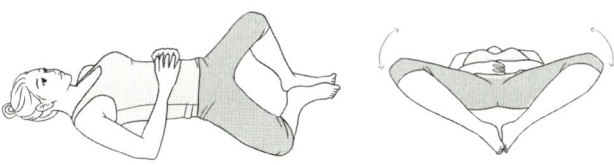

다리 들어올리기

바닥에 누워서 무릎을 70°정도 구부린 상태로 숨을 천천히 들이마시면서 한쪽 다리를 올린다. 숨을 내쉬면서 다리를 내린다. 이 동작은 붓기를 막고 혈액 순환을 돕는다.

CASE 10

임신 후기,
분만 체조와 한약으로
체력을 비축하라

———————

25~35주, 이 시기는 점점 배가 나와서 뒤뚱거리면서 걷게 되고 누가 봐도 임산부임을 알 수 있게 됩니다. 이제 아기와 만날 때가 얼마 남지 않았고, 그래서 더욱 설레기도 하고 준비할 것도 많아집니다.

이때 임산부들이 고민스러워하는 것이 바로 어떤 분만 방법을 택할 것이냐겠지요. 물론 임산부의 가장 큰 바람은 건강하게 자연 분만을 하는 것입니다. 그런데 고령 임산부의 경우 위험 요소가 많아 제왕 절개 수술을 선택할 수밖에 없다고 알고 있습니다. 지레 겁을 먹고 자연 분만은 꿈도 꾸지 않고 제왕 절개수술 쪽으로 마음의 결정을 내리는 고령 산모들도 많습니다.

그러나 실제 임상 사례에서는 고령임에도 임신 기간 내내 자연 분만을 준비해서 성공한 사례가 아주 많습니다. 자연 분만을 위해 여러 가지 방법을 알아보고 적극적으로 준비만 한다면 아마 여러분도 순조롭게 자연 분만에 성공할 수 있을 것입니다.

자연 분만, 고령 임산부도 할 수 있다

잘 먹고 운동하는 것 외에 한약을 복용하는 것도 자연 분만에 도움을 줍니다. 한의과 동창 중에 일찍 결혼한 남자 동기생이 있었는데, 자신의 아내에게 한약을 복용시켰더니 옆 침대의 산모들은 모두들 몇 시간째 진통 중인데 자기 아내만 수월하게 아이를 낳았다며 자랑했던 일이 생각나는군요. 그 친구의 충고 덕분에, 저 역시 세 아이 모두 낳기 직전에 분만을 도와주는 한약을 복용했습니다. 주로 당귀·천궁 등을 써서 '불수산'이나 '궁귀탕'을 조제하는데, 이런 약제들은 피를 깨끗하게 만들어서 예로부터 순산을 돕는 효과가 있다고 알려져 있습니다. 이 약을 복용하면 '뱃속의 아이는 더욱 영글어지고, 산모에게는 기를 보강해주는 효과'가 있습니다. 간혹 임신 중에 한약을 먹으면 아이가 커져서 낳기 힘들 것이라고 생각하는 사람들이 있습니다. 만약 그 중 한 사람이었다면 지금부터 그런 생각은 잊어버리세요. 한약은 말 그대로 한의학적으로 처방한 약이고, 오랜 세월 학자들의 연구와 임상 사례로 검증을 거친 과학적인 것입니다. 그런데 일부러 출산하기 힘든 처방을 지금까지 지켜왔을 리가 없겠죠?

임신 기간 중에 임산부가 빈혈이나 임신 중독증, 혹은 다른 합병증 등으로 제대로 먹지 못해 기력이 허해져 있다면, 그 정도가 심해 임신을 유지하기 힘든 상태라면 의학의 도움을 받을 필요가 있습니다. 이때는, 태아를 건강하게 하고 산모의 기력을 보충해 주어 출산을 도울 수 있는 약재를 처방합니다. 일반적으로 이런 한약에는 태아에게 축적된 수분을 배출시키고 산모의 부종을 제거하는 '달생산'이라는 약재, 분만 시 진통을 완화하는 당귀·천궁, 산모의 기력을 북돋아주는 녹용 등을 넣어서 처방합니다.

이쯤에서 재미있는 민간요법을 한 가지 소개할까요? 옛날에는 출산이 다가오면 산모에게 다리를 넓게 벌리고 주저앉아 머리를 감도록 했답니다. 이 자세는 골반을 넓히고 유연하게 하는 자세라서 출산에 도움을 준다고 알려져 있습니다. 생각해 보세요. 옛날 여인들은 부엌일을 할 때는 아궁이 앞에 쪼그리고 앉아야 하고, 빨래를 할 때도 우물가에 다리를 벌리고 앉아서 일해야 했죠. 그러다 보니 자연히 자궁 부근이 따뜻하고 골반은 넓게 퍼져 유연했겠지요. 이런 이유 때문에 아마도 옛날 여인들이 현대 여성들보다 분만하기가 더 쉽지 않았나 생각됩니다. 민간요법이 근거 없는 이야기는 아닙니다만, 의사로서 권하지는 않고 있습니다. 이를 응용해서 안전하게 요가나 스트레칭을 해보는 것은 어떨까요.

{ 순산을 도와주는 임산부 요가 }

복근 단련하기

복근이 튼튼하면 출산에 큰 도움이 된다. 누워서 양팔을 깍지 끼고 머리 뒤에 놓는다. 두 다리는 일자로 붙이고 발끝에 힘을 주어 몸 쪽으로 당긴다. 무릎은 굽히지 않고 다리를 천천히 15°쯤 될 때까지 위로 올린다. 올라갈 때 숨을 들이마시고 5초 정도 유지한다. 위에서 유지할 때 편하게 숨을 쉰다. 다시 내려올 때 숨을 내쉰다. 무리가 되면 유지하지 않고 천천히 올렸다가 내려와도 좋다.

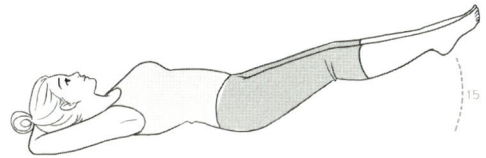

골반 정리하기

한쪽 무릎을 몸통 쪽으로 구부리고 앉는다. 그 자세에서 반대편 다리를 뒤로 길게 뻗는다. 뒤로 뻗은 다리의 무릎이 바닥에 닿게 하고 엉덩이는 위를 향한다. 손을 안쪽 무릎에 가지런히 놓고 몸을 뒤로 젖힌다. 고개는 젖혀 천장을 보면서 5초쯤 유지했다가 원래 자세로 돌아온다. 반대쪽도 똑같이 실시해서 각각 3회씩 반복한다.

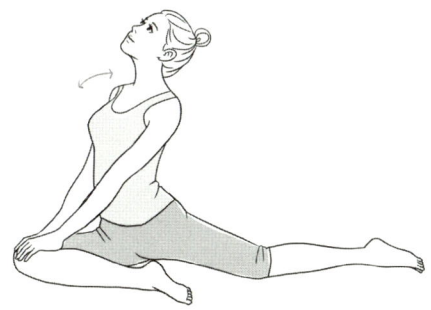

케겔 운동

아기가 나오는 산도(질, 자궁경부)를 단련시켜 출산에 도움이 된다. 소변을 볼 때 소변을 1초 정도 참았다가 풀어준다. 질 근육을 수축, 이완해서 참을 수 있을 때까지 참아본다. 소변이 안 나올 정도로 참았다가 풀고 시간을 5초, 10초로 늘려간다.

허벅지 단련

천장을 보고 눕고 팔은 배 위에 편하게 놓거나 바닥에 내려놓는다. 두 무릎은 구부려서 발을 엉덩이 쪽으로 최대한 당긴다. 엉덩이에 힘을 주면서 무릎을 양쪽으로 눕혔다가 벌렸다를 반복한다.

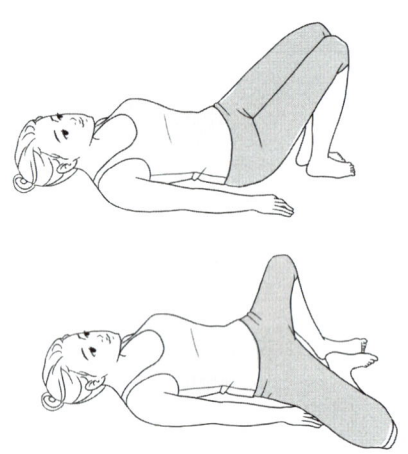

CASE 11

똑똑한 산후 다이어트로 타고난 체형도 변화시켜라

잘못하면 산후 비만, 잘 하면 산후 다이어트

자, 이제 열 달 동안의 임신 기간이 지나고 드디어 출산까지 왔습니다. 아이를 낳고 나면 그저 행복하기만 할 것 같지만, 사실은 아주 복잡한 감정 상태가 됩니다. 부모로서의 책임감을 실감하기도 하고 임신 기간 동안 변해버린 몸이 이전으로 돌아갈 수 없으리라는 불안감에 시달리기도 하지요. 물론 시간이 흐르면서 몸이 서서히 정상적으로 변하면 이런 감정은 자연히 사라지지만, 스스로 우울한 감정에서 벗어나 이전의 몸 상태로 만들겠다는 노력이 무엇보다 중요합니다.

우선, 100일 동안은 무조건 조심해야 합니다. 아이를 낳은 후 100

일이라는 기간은 아기에게나 엄마에게나 의미심장한 기간이어서, 아기는 이때쯤 사람을 알아볼 수 있을 만큼이 되고, 엄마의 벌어졌던 뼈와 온몸의 기능도 제자리를 찾아가게 됩니다. 빠르면 100일 안에 부기가 빠지기도 하지만, 보통의 경우는 이때까지도 임신 5~6개월의 몸매를 감수해야 합니다.

6개월 정도가 지나면 비로소 임신 전 몸매의 90% 정도는 회복됩니다. 물론 본인의 피나는 노력이 필요하지만 말이죠. 6개월 전에 이 정도 회복이 되지 못하면, 안타깝지만 이후의 인생은 '아줌마 몸매'의 굴레를 쓰고 살아가야 할 지 모릅니다.

저도 열심히 운동하고 노력해도 사실, 임신 전과 같이 몸무게와 몸매를 원점으로 돌리기 위해서는 거의 1년은 걸렸던 것 같습니다. 명색이 '비만 전문 한의학 박사 1호'라는 타이틀을 가지고 있는 제 경우에도 말이지요.

산후 다이어트에도 체질과 상황에 맞는 꾸준한 노력이 필요합니다. 원푸드 다이어트, 소금을 전혀 먹지 않는 단백질 다이어트, 태보나 에어로빅 등 과격한 운동 다이어트 등은 출산 직후 특히 위험합니다. 반면, 임신으로 찐 살은 어쩔 수 없다는 생각으로 아무 노력도 하지 않는다면 산후 비만이 될 가능성이 커지겠지요. 비만으로 인한 합병증을 생각한다면 산후 조리는 물론, 아울러 건강한 다이어트가 필요합니다.

질 좋은 밥상과 부위별 체조로 탄탄한 몸 되찾기

|

아이 낳자마자 자장면을 먹은 친구 이야기를 해볼게요. 그 친구는 제왕 절개수술로 건강한 아들을 낳았는데, 아시다시피 모든 수술은 전날 밤 10시부터 금식을 시키기 마련입니다. 아이를 낳는 일도 같아서, 전날 밤부터 굶은 이 친구는 분만 수술대에 누워서도 음식 생각이 간절했다고 합니다. 얼마나 배가 고팠는지 마취에서 깨자마자 걱정스런 표정의 남편에게 "나, 자장면 좀 시켜줘"라고 했다네요. 사실 갓 출산한 산모에게 자장면은 무척 기름지고 무리가 가는 음식이지만, 어쩌겠어요. 자랑스러운 출산 뒤에 먹는 자장면 맛, 몸에는 나쁠지 몰라도 정신 건강에는 이보다 좋은 건강식이 없었다고 합니다.

제 친구처럼 특이한 경우를 제외하고는 대한민국의 대다수 산모들이 먹는 산모표 식단이 정해져 있죠. 미역국과 밥. 특히 모유 수유를 한다면 미역국은 더할 나위 없이 좋은 음식입니다. 조혈 작용이 뛰어나고 혈액 순환에 좋아서 모유가 잘 나오게 하거든요. 그러나 정작 산모에게는 고역이 되는 것이 바로 이 밥상이랍니다. 같은 반찬을 두 번만 먹어도 지겨울텐데 끼니마다 같은 미역국을 먹어야 한다니, 아무리 몸에 좋은 것이라 해도 질리기 마련이지요.

그렇지만 미역국에도 변화를 주면 조금씩 다른 맛과 풍미로 입맛을 돋울 수 있습니다. 아이를 셋씩이나 낳다 보니 이쪽 방면으로는 저에게도 약간의 노하우가 있다고 할 수 있습니다. 같은 재료로 같은 이름의 국을 끓이더라도 부재료에 따라 맛이 달라지고, 요리 방법에 따라서도 맛이 달라질 수 있습니다.

일반적으로 미역국은 참기름에 미역을 볶아서 소고기를 넣어 끓이지만, 홍합이나 조개, 굴을 넣으면 담백하고 지방이 적어 산모에게 좋은 미역국이 됩니다. 밥을 할 때는 현미를 조금 섞거나 잡곡밥을 먹으면 식이섬유와 무기질을 보충하는데 도움이 됩니다. 반찬은 부드럽고 소화가 잘 되면서 담백한 것으로 합니다. 주로 채소를 데치거나 삶은 나물류가 무기질이나 철분·칼슘 등을 보충할 수 있어 좋습니다. 단, 간이 너무 세거나 맵고 짠 음식은 모유에도 그 성분이 섞이기 때문에 피해야 하고, 산모의 몸도 삼투압이 높아져 잘 붓게 되기 때문에 좋지 않습니다. 과일을 먹는 것도 좋은데, 딱딱하고 찬 과일은 좋지 않습니다.

또, 과일에도 당분이 많아 너무 많이 먹으면 살이 찌기 쉽다는 사실도 잊지마세요. 미국의 병원에서 근무할 때 지켜본 결과, 우리나라 산모들은 이렇게 음식 하나에도 신경을 쓰는데, 이상하게도 서양의 산모들은 우리만큼은 먹을거리나 환경에 신경을 덜 쓴다는 느낌이 들었습니다. 아이를 낳자마자 그날로 바로 차가운 물로 샤워를 하고, 미역국은커녕 평소와 같은 빵과 스프 등으로 첫 식사를 하는 모습을 보면 말이죠.

개인적인 생각으로는 아마, 서양인들의 체형과 체질이 동양인과 달라서가 아닌가 추측해 봅니다. 상대적으로 서양 여성들의 골격과 기초 체력이 동양인 여성보다는 튼튼한 것이 사실이니까요.

그리고 또 한 가지, 서양의 산모들은 아이를 낳을 때 동양인에 비해 자궁이나 질 부분이 받는 충격이 덜하다는 것도 하나의 근거가 될 듯합니다. 아이를 낳을 때는 가장 먼저 머리가 나오는데, 서양인의 두상이 동양인에 비해 작다는 사실은 모두가 알고 있는 바와 같습니다. 결과적으로, 엄마의 체형은 크고 아기의 머리는 작으니 엄마 몸에 무리가 덜 간다는 것이죠. 그래서 신토불이라 했던가요. 우리 몸에 맞는 산후조리법을 개발한 조상의 지혜가 다시금 놀라워지는 대목입니다.

산후 5개월까지 하는 부위별 산후 다이어트 체조

|

첫째와 둘째 아이를 낳을 때까지는 저도 임신·출산 가이드북에 나와 있는 대로 열심히 몸을 움직였지요. 셋째를 낳은 최근에는 우리 병원에 새로 도입한 '에너지'(우리 병원에서는 정식 명칭 대신 이 이름으로 부릅니다)라는 기계를 이용해서 효과를 봤지요. 원래는 전신의 순환을 도와주는 물리 치료 기계인데, 저는 복부 부분에 집

중적으로 이용해 봤습니다. 복부가 따뜻해지면서 뭉친 살들의 분해를 도와주고, 처진 살들이 제자리를 잡는 데도 도움이 된 것 같습니다. 물론, 어떤 보조적인 요법을 사용하든 운동이 기본이라는 사실도 잊지 마세요.

이제 구체적인 다이어트 방법으로 들어가 볼까요? 산후 5개월까지는 전신을 움직이는 체조보다는 부위별 체조를 하는 것이 좋습니다. 그림과 설명대로 따라해 보세요.

유방

두 손은 주먹을 쥐고 양팔은 90°로 굽혀 귀 옆으로 ㄴ자 모양으로 만듭니다. 이 상태에서 두 팔을 가슴 앞으로 모았다가 다시 양쪽으로 펼치는 동작을 반복합니다.

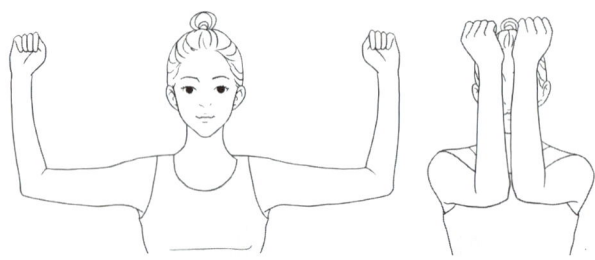

아랫배

등을 바닥에 대고 누워 양쪽 다리는 일자로 붙인 다음 두 손은 바닥을 짚습니다. 두 다리를 바닥에서 15도 정도 들어 올렸다가 열을 세면서 유지하세요. 천천히 바닥에 내려놓기를 10회 반복합니다.

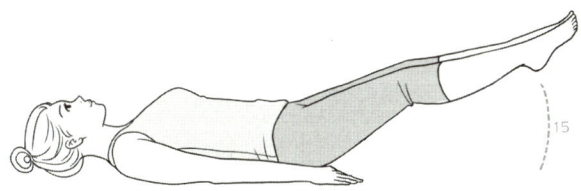

팔뚝

무릎을 꿇고 앉아 양팔을 위로 쭉 올립니다. 그리고 천천히 가슴부터 바닥에 닿는 느낌으로 바닥에 엎드립니다. 엉덩이는 자연스럽게 위로 올라가도록 두세요. 팔은 바닥에 쭉 펴서 놓고 몸을 늘린다는 기분으로 5초 정도 유지합니다. 다시 처음 자세로 돌아왔다가 5회 반복 실시합니다.

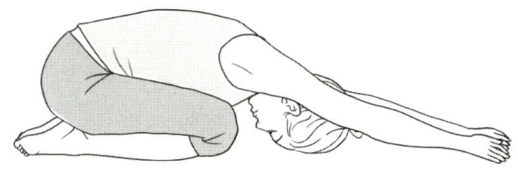

엉덩이

바닥에 누워서 무릎을 80。정도로 구부립니다. 두 무릎은 붙이고 두 손은 엉덩이 옆 바닥을 짚습니다. 그리고 상체는 등과 어깨로 지탱하면서 허리와 엉덩이를 위쪽으로 들어올립니다. 위로 올린 상태에서 5초 동안 유지하다가 천천히 바닥으로 엉덩이를 내려놓습니다. 15회 반복하세요.

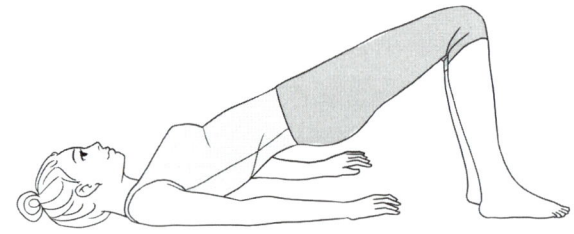

산후 6개월부터 하는 부위별 산후 다이어트 체조

아랫배, 옆구리살

천장을 보고 누워서 양손을 깍지 끼고 뒤통수에 받칩니다. 무릎은 구부려서 배에 닿도록 들어 올리고 머리를 당깁니다. 그 자세에서 다리는 고정한 채 상체를 왼쪽으로 틀어 주세요. 오른쪽 팔꿈치가 왼쪽 다리보다 바깥으로 나가도록 몸을 돌린 채 천천히 다섯을 세면서 유지합니다. 반대쪽으로 같은 동작을 실시해서 각각 10회 반복합니다.

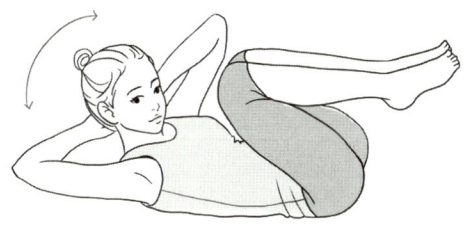

팔뚝 살

다리를 어깨 너비만큼 벌리고 서서 손바닥을 쫙 펴서 앞으로 나란히 동작을 합니다. 그대로 팔을 위로 천천히 들어 올리면서 천장을 향해 등부터 곧게 편 자세를 만듭니다. 5초 정도 그대로 유지했다가 두 팔을 뒤로 돌려서 내려줍니다. 15회 정도 반복하세요.

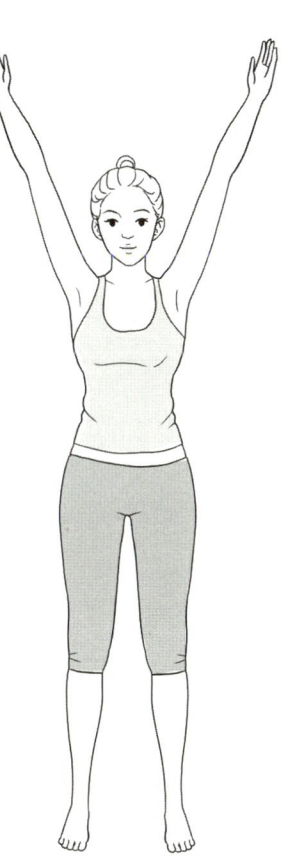

엉덩이, 허벅지살

바닥에 두 무릎을 굽히고 앉은 채 두 팔은 앞으로 쭉 뻗고 상체는 엎드립니다. 고개를 들어 정면을 보면서 오른쪽 다리는 뒤로 들어 올리며 쭉 폅니다. 다시 접어서 내려놓은 다음 왼쪽 다리도 뒤로 들어 올렸다가 내려놓습니다.

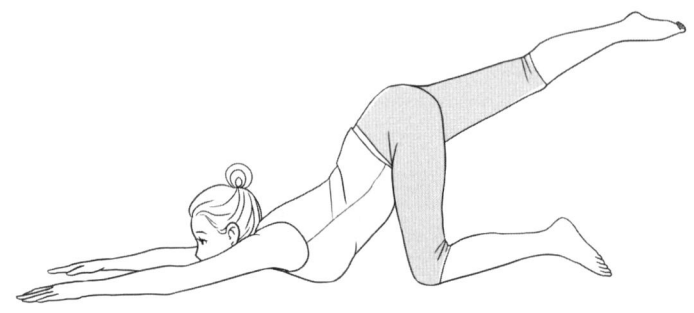

허리와 다리

똑바로 누워서 두 팔은 양쪽으로 뻗어 몸이 T자가 되게 합니다. 오른쪽 다리를 바닥과 직각이 되도록 들어 올렸다가 왼쪽 다리 위에 발이 닿도록 얹습니다. 이때 고개는 다리와 반대 방향으로 돌립니다. 5초 정도 유지했다가 제자리로 돌아오세요. 반대쪽도 같은 방법으로 실시. 각각 5회씩 반복합니다.

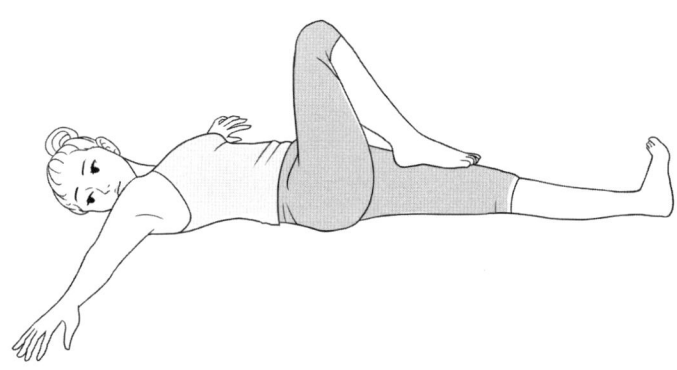

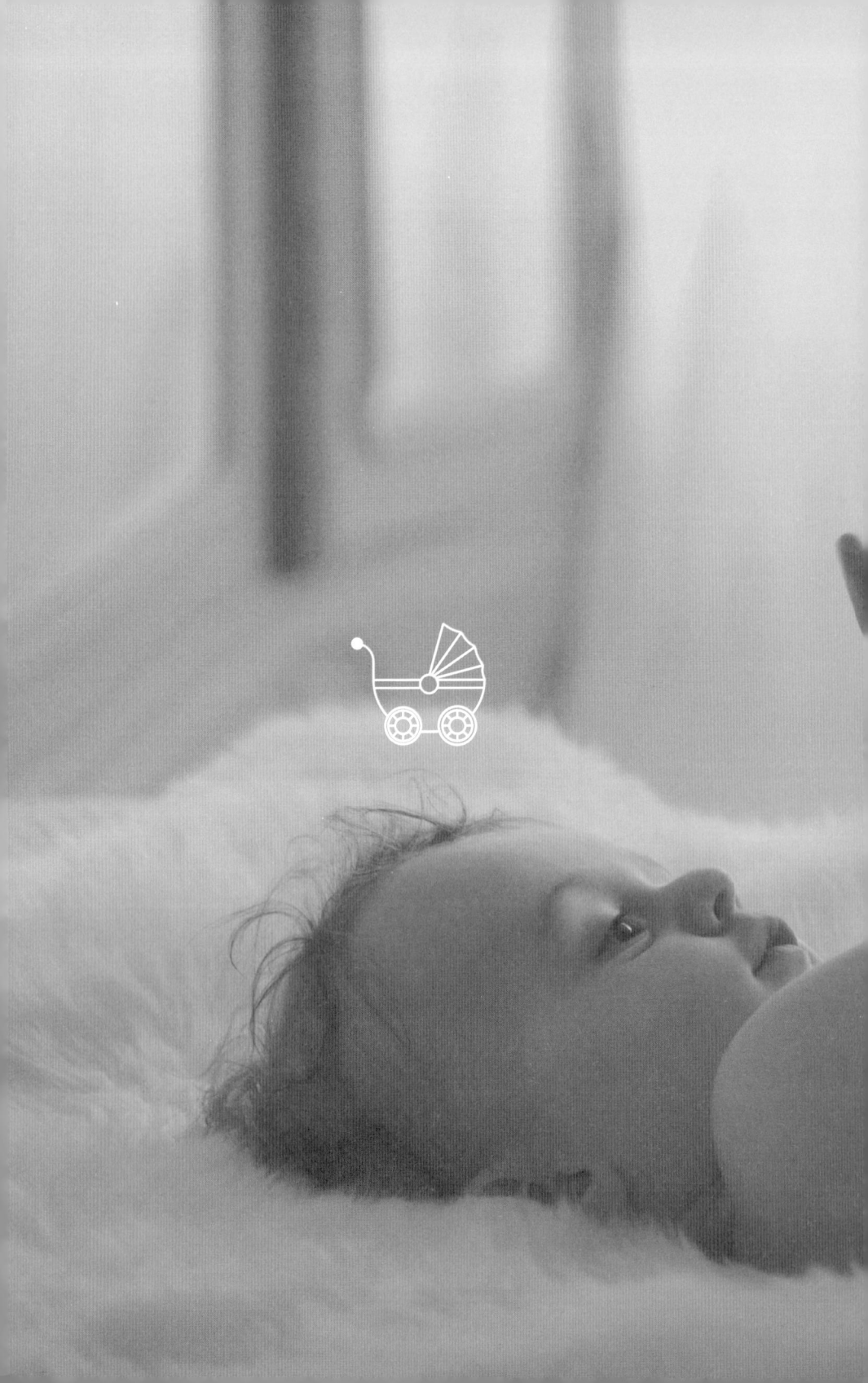

PART 4

좋은 기.운.이 건강한 아이를 만든다

**양·한방을 아우르는
퓨전 태교와 출산 정보**

출산에서 신생아를 위한 케어까지,
세 아이 엄마 정지행의 특별한 노하우

CASE 1

태몽으로는 성별이 아닌 성품을 예견하라

"시어머니도, 남편도, 심지어는 친구까지도 제 태몽을 꿔 주었는데 꿈풀이가 아들이라는 거예요. 그런데 산부인과 의사 선생님에게 물어보니 딸이라는군요. 아들을 기대했는데 딸이라니, 너무 실망이에요."

한 임산부 환자가 이런저런 이야기 도중에 푸념 섞인 태몽 이야기를 하더군요. 말로는 실망했다고 했지만, 다행히 마무리는 '뭐라고 해도 소중한 아이이니 잘 키워야겠다'며 웃었습니다.

'꿈을 믿습니까?'라는 질문은 '도를 아십니까?'라는 질문만큼이나 얼토당토않은 질문일까요? 그러나 평소라면 아마 '누가 꿈을 믿어요?, 그냥 꿈이에요'라고 지나쳤을 얘기라도, 태몽이라고 하면 달라집니다.

이 사람 저 사람에게 과연 이 꿈이 태몽인지 아닌지, 무슨 뜻인지 물어보느라 바쁘겠지요. 우리나라 정서상 태몽은 그런 의미를 갖고 있습니다.

흔히 태몽을 꾸었다고 하면 아들인지 딸인지 성별 구분에만 관심을 쏟기 마련입니다. 그러나 사실 태몽으로 성별을 맞출 확률은 매우 낮습니다. 태몽이 성별을 확인할 수 있다는 증거는 아직까지 알려지지 않았습니다.

태몽은 아이의 성별이나 미래를 알려주는 것이 아니라, 아이를 좋은 길로 이끌어 주는 나침반 같은 역할이라고 생각합니다. 전통적으로 태몽을 꾸었다고 기뻐하거나, 태몽에 특별한 꿈풀이를 하고 의미를 부여했던 이유는 꿈 하나에도 아이를 소중하게 여기라는 깊은 의미가 있었습니다.

예로부터 아이에게 태몽을 들려 주는 것은 자신감과 당당함을 심어주고 희망을 주는 것이었습니다. 부모가 아이들의 태몽을 기억하고 그 이야기를 들려주는 것은 또 하나의 교육이 됩니다. '너의 미래는 이렇게 훌륭한 사람이 될 것으로 예견되었던 것이다'라고 말해 주는 것만으로도 의기소침해 있던 아이는 기운이 날 테니까요. 또 좋은 태몽을 꾸면 임산부와 가족은 태아를 더욱 소중하게 여기게 되고, 태몽이 좋지 않으면 남은 임신 기간 동안 더욱 조심하고 건강에 신경 쓰게 됩니다. 임산부의 몸이 허약할 때는 태몽을 통해 가족이나 주변인들이 희망적인 이야기를 해 주며 기운을 북돋아 주기도 했답니다.

태몽은 일종의 플라시보 효과(Placebo Effect)로도 볼 수 있는데요, 실제 효과와는 별도로 심리적인 안정감이 더 크게 작용합니다. 인생을 긍정적이고 낙천적으로 살게 하려는 옛 선조들의 지혜라고 생각하면 태몽은 재미있는 꿈풀이이자, 아이에게 두고두고 해줄 만한 재미있는 이야깃거리가 되겠지요.

CASE 2

약이 되는 동서양의 태교법, 알아두고 실천하라

임신 중에는 옷을 너무 두껍게 입지 말고, 음식을 너무 배부르게 먹지 말고, 취하도록 술을 마시지 말고, 함부로 탕약을 먹지 말며, 함부로 침이나 뜸을 뜨지 말고, 무거운 것을 들고 높은 곳과 험한 곳을 오르지 말며, 지나치게 일 하지 말고, 누워 있는 것을 과도히 하지 말며, 때때로 걸음을 걸어라. 마음에 놀람이 있으면 아이에게 경기가 생긴다.

한의학에서 말하는 태교 중의 일부분입니다. 저는 이 중에서 '함부로, 지나치거나 과도하지 않게'라는 부분을 좋아하는데요, 여기에는 태교의 철학이 들어 있기 때문입니다. '억지로 하지 않는 것'에 초점을 둔 태교는 '철학이 있는 라이프 스타일'이라는 생각마저 듭니다.

임산부라면 누구나 한번쯤 음악 태교니 영어 태교, 미술 태교 등 갖가지 태교를 들어보거나 해 보았을 것입니다. 그리고 이전에는 전혀 관심 없었던 클래식 음악을 들어야 하고, 뭔가를 꼭 배워야 하지 않을까 하는 생각도 해 봤겠지요. 안 하면 왠지 큰일 날 것 같고 나만 뒤처지는 것 같아서 억지로 따라하는 사람들도 많습니다.

한 생명을 잉태하고 키워서 낳는다는 이 경이로운 일 앞에서는 누구나 '뭔가 좋은 것을 주고 싶다'는 마음을 갖게 됩니다. 좋은 것을 해 준다는 것은 더 나은 환경에서 자란다는 것을 의미하므로 똑똑하고 행복한 아이가 태어날 것이라는 믿음이 저절로 생겨나게 됩니다.

그런데 이 모든 믿음을 덮어두고 일단 생각해 봐야 할 것이 있습니다. 바로, '태교는 왜 중요한 걸까' 하는 것입니다.

태교는 부모가 아이를 사랑하기 때문에 생겨나는 자연스러운 행동 양식입니다. 아직 배가 불러오지 않았어도 임산부들은 자연스럽게 배를 감싸 안는 자세를 취합니다. 어떤 상황에서도 아이를 보호하고자 하는 본능이 있기 때문이죠. 마찬가지로 아빠도 엄마의 배에 대고 이것저것 이야기를 하고 귀를 대 봅니다. 이런 행동을 통해 뱃속의 아이와 교감을 하고 사랑을 표현하면서 행복을 느낍니다. 태교는 이렇게 시작됩니다.

부모가 아이에게 사랑과 행복을 전하는 것이 바로 태교의 시작이라고 할 수 있습니다. 그리고 좀 더 적극적으로 아이를 행복하게 만들어 주고 아이의 발달이 잘될 수 있도록 자극을 주는 것이 효과적인 태교의 방법이 되겠습니다.

무엇보다도 태교는 그것이 부모가 아이에게 주는 첫 번째이자 최고의 사랑이기 때문에 중요합니다. 물론 첫사랑이기 때문에 서툴기도 하겠지만 이보다 더 순수한 사랑은 없겠지요. 물건을 사준다고 해서 아이가 기뻐하는 것을 볼 수도 없는, 물질적인 것보다 정신적인 교감과 오감을 총동원하는 것이어야 하는 사랑이기 때문입니다. 태교란 그런 사랑을 전하는 방법입니다.

그런데 사람들은 왜 태교를 하는지 그 이유를 생각하기 보다는 남들이 하니까, 또 필요하다고 하니까 이것저것 해 봅니다. 그러니 잘 맞지 않는 것을 억지로 하다가 포기하고 결국 안 하느니만 못한 것이 되는 경우도 흔합니다. 태교는 부모의 사랑을 전하고 바람을 표현하는 것이지 그것이 임산부에게 부담과 스트레스가 되어서는 안 됩니다. 억지로 하는 것, 행복하지 않은 마음으로 하는 태교야말로 무용지물이라는 사실을 꼭 기억하시길 바랍니다.

애착을 형성하고 뇌세포를 유지시키는 서양 태교

서양에는 태교라는 말이 없습니다. 대신 동양의 태교와 비슷한 것으로 '모아 애착(Mom & Baby's Bonding)'과 '태아 자극(Fetus Stimulation)'이라는 것이 있습니다.

먼저, 모아 애착은 아기가 엄마와 형성하는 관계인데요, 아기가 태어 난 직후 엄마와 얼마나 애정을 갖고 관계를 유지하느냐에 따라 달라집니다. 포유류의 경우 태어나자마자 새끼를 떼어 놓으면 어미를 못 알아보고 어미도 새끼를 알아보지 못합니다. 이것은 모아 애착이 형성되지 않았기 때문입니다.

사람의 경우는 출산 후 한 시간 동안이 모아 애착 본능을 형성하기에 가장 중요하다고 합니다. 특히 뱃속에 있을 때부터 이미 모아 관계가 지속되고 있다고 보며, 이 관계를 긴밀하게 유지하기 위해서 신체적 접촉과 모유 수유 등이 좋다고 합니다.

또 다른 태교의 방식, 태아 자극은 정확히 말하면 '태아 두뇌 자극'이라고 할 수 있습니다. 이 분야의 권위자인 사라 브라워(Sarah Brewer)박사는 '태아 자극은 유전적 잠재력을 최대한 일깨워 가능성이 많은 인생의 출발을 이루기 위한 것이지, 결코 슈퍼맨을 만들기 위한 이론이 아니다'라고 말합니다. 또, 영국 옥스퍼드 대학의 콜린 블랙모어(Colin Blackmore) 교수는 '8개월 된 태아의 뇌 세포 수는 성인의 뇌 세포보다 2~3배나 많은 것으로 추정되는데, 그러다가 출생 직전에 불필요하다고 여겨지는 뇌 세포는 자연 소멸된다'고도 했습니다. 이런 의견들을 종합해 보면 태아는 스스로 뇌 세포를 만들었다가 아무런 자극이 없으면 최소한의 양만 남기고 소멸시킵니다. 이러한 뇌 세포의 손실을 최소한으로 줄이도록 '적절한 자극'을 주는 것이 바로 태아 자극의 목표라고 할 수 있습니다. 즉, 태아 자극은 두뇌의 기능을 새롭게 만드는 것이 아니라 태아 자체가 갖고 있는 신경 세포들을 최대한 보존하도록 노력하는 것입니다.

전문가들은 태아 자극이 태교의 전부도 아니며, 임산부가 한두 가지 분야를 집중적으로 공부한다고 해서 아이의 재능이 발달하는 것도 아님을 지적합니다. 이것은 여러 태교 방법의 일부일 뿐이지, 이것이 강조되거나 모아 애착보다 우위에 놓이지는 않습니다.

서양 태교에서는 임산부의 자궁 환경이 태아 시절부터 유아기, 청소년, 장년이 될 때까지 건강에 큰 영향을 미친다는 것을 중요하게 여깁니다. 실증주의적 과학이 발달한 서양 의학답게 정신적인 부분보다 육체적인 부분에 더 중점을 둔 연구 결과로 볼 수 있습니다.

아이의 인성(人性)을 만드는 동양 태교

|

태교라는 개념은 서양보다 동양에서 더 발달한 것이 사실입니다. 이미 2천여 년 전부터 중국, 일본, 우리나라에서는 태교라는 이름

으로 뱃속의 아이를 위한 특별한 노력을 했습니다.

우리나라 전통 태교에 대한 기록은 고려 시대 정몽주의 어머니인 이씨 부인이 쓴 〈태중훈문(胎中訓文)〉에서 처음으로 발견됩니다. 이 책에 따르면, 태교란 옛 성인들의 가르침과 지난 행적을 더듬어 그것을 선망하고 사모해서 소원하는 것이라고 합니다. 지금처럼 특별히 무엇인가를 배우고 학습해서 아이가 어떤 기능을 더 잘하게 되기를 바라는 것과는 차이가 있지요?

이는 우리 선조들은 태교에서 아이의 지식이나 뇌 발달보다 인성을 형성하는데 중점을 두었다는 의미이기도 합니다. 조선 시대에는 왕실부터 민간까지 태교를 해 왔는데, 이 중에서도 사대부와 민간의 태교법을 정리한 〈칠태도(七胎道)〉가 일반적인 태교법으로 알려져 있습니다.

칠태도

1 산월에는 머리 감기, 높은 곳에 오르기, 험한 산길과 냇물 건너기, 술과 무거운 짐 들기를 금한다.
2 말을 많이 하거나, 웃거나 울거나 놀라거나 겁먹지 않는다.
3 임신 첫 달에는 마루, 둘째 달에는 창가와 문, 셋째 달에는 문턱, 넷째 달에는 부뚜막(부엌), 여덟째 달에는 화장실, 아홉째 달에는 문방에 가지 않는다.

4 아름다운 말만 듣고, 성현의 명구를 외우고, 시를 읽거나 글을 쓰고, 좋은 음악을 듣는다. 반대로 나쁜 말은 듣지 말고 나쁜 일은 보지 말고 나쁜 생각은 품지도 말아야 한다.

5 가로로 눕지 말고 기대지 말고 한 발로 기대어 서지 않는다.

6 매화, 난초, 옥, 소나무 등 기품 있는 물건을 가까이 두고 감상한다.

7 임신 기간 중에는 금욕한다.

임산부를 배려하는 태교

|

팥을 먹으면 피부색이 검은 아이를 낳는다, 낙지를 먹으면 뼈 없는 아이를 낳는다, 가자미를 먹으면 아이 눈이 가자미처럼 비뚤어진다….

이런 이야기, 누구나 한두 번은 들어 보셨죠? 대부분은 '이런 비과학적인 얘기를 어떻게 믿어?'라며 흘려 듣지만, 곰곰히 생각해 보면 아주 황당하고 근거가 없지만도 않습니다.

전통 태교에 의하면 메밀처럼 찬 성질의 음식은 자궁이 차가워지기 때문에 임산부의 금기 음식이라고 했습니다. 또 율무, 마른 생강, 엿기름, 계피 등과 어혈을 풀어 주는 효과가 있는 살구씨, 모란 껍질, 복숭아씨 등도 임신 중에는 위험한 음식으로 먹지 못하게 했습니다.

오징어·낙지처럼 등뼈와 비늘이 없는 생선도 금했습니다. 아마도 이는 칼슘을 섭취하지 못할까 미리 예방했던 것으로 여겨집니다. 녹두는 몸을 차게 하고 붉은 팥은 혈액을 흩어지게 해서 기형아가 태어난다고도 했습니다.

이런 음식들은 한의학적으로 보면 제각기 먹지 말아야 할 이유가 있었지만, 이것을 일반인들에게 말로 전해 주어야 했기 때문에 이유는 생략되고 결과만 전해진 것이 아닌가 생각됩니다. 그러다 보니 금해야 하는 이유에 다소 기괴한 이유가 붙어, 지금 보면 비과학적이라는 생각이 들게 되었죠.

한편, 옛날에는 음식을 오래 보관하지 못해 쉽게 상했기 때문에 배탈, 설사, 식중독 등 이상 증세를 일으킬 것 같은 음식은 아예 처음부터 먹지 못하도록 황당한 이야기를 퍼뜨린 것일 수도 있습니다. 임산부가 놀라지 않기 위해 벌레 먹은 과일도 먹지 말라고 했으며, 한옥은 외풍이 심했기 때문에 가장 바람이 덜 부는 방 한가운데에 앉으라고도 했습니다.

이렇게 전통 태교는 그 당시의 환경에서 할 수 있는 한 임산부를 최대한 배려했다는 흔적을 곳곳에서 엿볼 수 있습니다. 선조들의 지혜가 숨어 있는 전통 태교를 늘 염두에 둔다면 선조들의 바람처럼 인성을 갖춘 똑똑한 아이가 태어날 것 같습니다.

부모와 태아가 함께 배우는 현대의 태교

|

태교(胎敎)라는 말은 의미대로라면 '아이를 뱄을 때(胎) 가르치는(敎)것'을 말합니다. 그러나 말 뜻 그대로가 태교의 전부는 아닙니다. 진정한 태교의 의미는 태아에게 전달하는 일방적인 교육이 아니라 부모가 준비하고 배우는 모든 행위입니다. 그래서 옛날에 행해지던 전통 태교는 부모와 온 가족이 함께 하는 일이었습니다. 전통 태교에서 중요한 것은 부모가 모범을 보이는 것입니다. 아이가 건강하고 똑똑하게 태어나 자라는 것을 원한다면 부모가 그렇게 해야 합니다.

최근 유행하는 영재 태교, 천재 태교 등을 위해 임산부가 공부를 하는, 이른바 목적 태교는 어떨까요? 이 태교들은 서양 태교에서 말하는 '태아에게 자극을 주라'는 이론에 기초하고 있습니다만, 이 이론의 근간은 정확히 말하면 '태아의 뇌에 자극을 줄 만큼'이라는 의미입니다.

뱃속의 태아들이 신체 기관을 만들어 가는 시기에는 양수 너머로 소리를 듣고 빛도 느낍니다. 그리고 그런 외부의 자극에 의해서 뇌가 더 발달할 수도 있습니다. 하지만 여기에서 반드시 알아야 할 사실은 태아에게 자극을 주면 뇌가 인지하고 발달하기는 하지만, 지식을 듣고 이해하고 습득하는 것은 아니라는 점입니다. 아이가 뱃속에 있을 때 영어를 많이 들으면 아이의 영어 능력이 좋아진다는 말은 속설에 지나지 않습니다.

태아의 두뇌는 전체적으로 골고루 발달하지, 영어나 음악 등 특정한 분야의 재능이 발달하는 것은 아닙니다. 오히려 임산부가 이러한 목적 태교를 위해 몰두하고 스트레스를 받으면 태교의 효과는 없어집니다.

태아에게 영어로 된 책을 읽어주고 엄마가 수학 문제를 푼다고 해서 태아가 영재로 만들어지는 것은 아니라는 의미입니다.

또한, 태교에서는 물리적인 것보다는 정서적인 자극이 더 중요합니다. 사실 전통 태교에서는 아이를 정서적으로 안정시키고 가족의 사랑을 전하는 것이 쉬운 일이고 또 당연한 일이었습니다. 2세대 이상이 모여 살았던 대가족 중심 사회에서는 조부모부터 친척들이 늘 왕래하면서 관심을 가지고 좋은 이야기와 먹을거리를 주었고, 생활 속 일거수일투족을 가까이에서 지켜봤습니다.

그렇게 부모의 사랑은 가족 전체의 사랑과 관심 속에서 자연스럽게 흡수되었던 것이 우리네 삶의 방식이었지요. 그러던 것이 핵가족화 되면서 부모 두 사람의 책임으로 집중되었습니다. 따라서 현대의 태교는 아이와 함께 두 남녀가 부모로 거듭나는 과정으로 그 의미가 축소된 느낌마저 있습니다. 그러니 더욱 부모가 생활 속에서 태교를 실천하는 것이 중요하다고 봅니다.

사실 저는 세 아이를 낳는 동안 태교다운 태교를 해 본 적이 없습니다. 언제나 바쁜 엄마였고, 출산 당일까지도 병원 일에 매달렸던 욕심 많은 엄마였으니까요. 그러나 한 가지, '태교는 아이를 위하는 것뿐만 아니라, 엄마가 행하는 모든 것이 태교다'라는 믿음만큼은 확고했습니다. 그래서 다른 엄마들이 손뜨개질이나 퀼트 등으로 태아의 집중력을 높이려 애쓸 때, 저는 전공 책을 들여다 보며 스스로의 집중력을 높였지요.

저에게 있어 태교의 시간은 뱃속의 아이를 똑똑하고 행복하게 키워내는 시간이자, 부모로서 성숙해 가는 시간이었습니다. 제가 행복하고 늘 아이를 사랑하는 마음을 전하려고 노력했고, 제 남편도 아이를 기다리고 사랑하는 마음을 표현하기를 게을리하지 않았습니다.

뱃속의 태아는 20주가 되면 청각이 발달하기 시작하고 신생아는 자기가 10개월간 살았던 자궁 속의 양수 냄새에 본능적으로 반응을 보입니다. 이렇게 엄마와 아기는 한 몸으로 10개월을 지냅니다. 그래서 엄마가 즐겁고 행복한 생활, 음식, 취미, 시간이 곧 아이에게도 행복한 시간이고 그것이 바로 태교의 연장입니다.

이리저리 유행하는 태교를 따라 하지 말고 아이를 하나의 소중한 존재로 인정하고 존중하는 마음으로 자신에게 맞는 태교를 찾아 보세요.

CASE 3

엄마의 열달 못지않은 아빠의 하루 태교, 남편에게 알려주라

열 달 동안 자라는 것은 아이만이 아닙니다. 아이는 몸이 자라지만, 부모는 마음이 자랍니다. 특히 뱃속의 아기를 키우는 것이 엄마 혼자만의 일이 아니라는 것을 아빠도 인식해야 합니다. 그러나 그런 '생각'만으로 태교가 이뤄지지는 않습니다. 사랑과 축복, 소중함을 알 수 있도록 표현하고 행동하세요. 그리고 아이가 잉태된 순간부터 아버지라는 사실, 그래서 아내와 함께 부모의 길을 가게 되었다는 것을 기꺼이 인정하고 받아들여야 합니다. 이런 마음가짐이 아빠 태교의 기초가 될 것입니다.

특히 우리나라 전통 태교에서는 아버지의 역할을 강조했습니다. 조선시대에 쓰여진 〈태교신기(胎教新記)〉에 따르면, '아버지가 청결한 마음가짐으로 보낸 하루가 엄마의 10개월 못지않게 중요하다'고 했습니다. 또 남편은 아내의 임신 기간 동안 잡인을 가까이 하지 않으며, 음주와 흡연을 피하고 경건하게 보낼 것을 당부했습니다. 그리고 불우한 이웃을 돕고 짐승을 돌보며, 궂은일을 맡아 하면서 덕행을 쌓으면 그 공이 자식에게 돌아갈 것이라고도 했습니다. 비록 아이를 직접 잉태하고 키워 낳지는 않지만, 행동으로 실천하는 아버지의 태교가 중요함을 강조한 것이지요.

혹시 남편이 태교는 귀찮은 것이라는 생각을 하고 있다면, 아버지의 태교는 아주 오랜 옛날부터 중요시되었다는 사실을 얘기해 보세요. 아이의 인성과 능력을 개발할 수 있는 대들보를 만드는 작업이라는 것을 강조해야 합니다. 집을 지을 때 기초 공사가 튼튼해야 오래가는 멋진 집을 지을 수 있듯이, 뱃속에서 아이가 자라는 동안 행복한 태교를 받아야 건강하고 똑똑한 아이로 태어날 수 있습니다.

가장 효과적인 태담 태교

태담은 뱃속의 아이와 대화하는 것을 말합니다. 언제 어디서나 쉽게 할 수 있다는 것이 큰 장점입니다. 태교 중에서 가장 효과가 좋은 것이 태담이라고 할 수 있습니다. 그 이유는 뱃속의 태아가 가장 많이, 그리고 잘 느끼는 감각이 청각이라서 주로 청각을 이용해 자극을 받아들이기 때문입니다. 예를 들어 가족의 목소리, 새소리나 빗소리 등 자연의 소리를 들려주는 것은 태아의 정서적 안정과 발달에 큰 도움이 됩니다.

태담을 가장 효율적으로 할 수 있는 사람은 바로 아빠입니다. 임산부의 기분을 맞추거나 돌발적인 먹을거리 요구에 따르기보다 태담을 활용하는 것이 더 적극적인 태교가 될 것입니다.

방법은 간단합니다. 퇴근 후에는 아이에게 하루 동안 있었던 일을 들려주고, 재미있는 이야기를 해 주는 것. 그리고 엄마와 이야기를 나누는 것도 태담입니다. 즉, 임산부와 이야기를 나누는 모든 일상이 태교인 셈이지요.

혹시 이렇게 말하면 뭘 이야기하든 다 아이에게 전해질 거라는 생각에 하고 싶은 이야기를 못 하겠다는 순진한 초보 부모도 있을까요? 만약 그렇다면 너무 걱정하지 마세요. 아이는 말 그대로를 알아듣는 것이 아니라, 말 속에 담긴 감정과 정서에 자극을 받습니다. 그러니 화를 내거나 짜증을 부리고 노여워하는 부정적인 감정을 담지 않도록 주의하면 굳이 뱃속의 아이 때문에 할 말을 못할 일은 없답니다.

엄마와 아기가 함께 기분 좋아지는 음악 태교

|

태교라고 하면 흔히 클래식 음악을 듣는 것을 떠올립니다. 바로 음

악 태교의 한 방법이지요. 그러나 음악 태교라고 해서 좋아하지도 않는데 억지로 클래식을 듣는 것은 아무 효과가 없습니다. 그보다는 엄마가 들으면서 기분이 좋아지는, 그리고 행복해지는 음악을 듣는 것이 제대로 된 음악 태교입니다. 최근에는 우리나라 전통 음악도 태교음악으로 많이 사용되는데 이 역시 좋은 방법입니다. 단, 너무 시끄러운 음악은 피하는 것이 좋습니다.

음악 태교는 음악을 듣는 것만이 전부가 아닙니다. 반대로 임산부나 남편이 노래를 부르고 악기를 연주하는 것은 더 훌륭한 태교가 됩니다. 성악가가 몸을 울려서 연주하듯, 임산부가 직접 음악을 연주하고 노래하는 것은 더 직접적인 자극을 줄 수 있거든요. 유쾌한 노래를 따라 부르고 악기를 연주하다 보면 기분이 좋아지고 스트레스가 해소되는 것을 느낍니다. 그야말로 온 가족이 즐거워지는 태교라고 할 수 있습니다.

{ Q&A로 알아보는 태교에 대한 오해 }

Q 태교는 임신하고 나서 시작하는 게 맞나요?
태교는 임신 전, 아이를 갖기로 마음 먹은 시점부터 시작됩니다. 즉, 수정되기 전부터 갖는 마음가짐입니다.

Q 동화책, 많이 읽을수록 좋은가요?
동화책을 교과서나 전공 서적처럼 읽어서는 태교가 될 수 없습니다. 당연히 많이 읽는 것도 아무런 효과가 없습니다. 이보다는 엄마 아빠가 재미있다고 느끼는 동화책을 감정을 살려서 함께, 자주 읽는 것이 훨씬 효과적입니다. 동화책을 읽으면서 구연동화처럼 재미있는 목소리를 내 보기도 하고 상황에 맞춰 아빠가 움직임을 보여 주는 것 등 적극적으로 동화를 이해하고 소화하는 것이 보다 나은 방법입니다. 동화책을 오감으로 받아들이면서 읽는 것이 중요합니다.

Q 임산부 체조, 엄마만 열심히 하면 되는 걸까요?
엄마 혼자 열심히 하는 체조는 지겨워지기 쉽습니다. 아빠가 함께 도와주고 같이 움직이면 운동이 즐거워집니다. 아빠도 체조를 하면 또 하나 좋은 점은, 나중에 아이와 같이 놀아줄 때 덜 힘들다는 것입니다. 미리 아빠의 체력도 보강하는 것이죠. 체조가 뭐 그리큰 운동이 되겠냐 싶겠지만, 5개월 이상 몸을 움직이고 체조를 따라하는 것은 생각하는 것보다 훨씬 효과적입니다.

Q 태교에는 역시 공부가 최고잖아요?
아닙니다. 산책이나 가벼운 운동, 체조도 엄연히 태교의 방법입니다. 엄마가 몸을 움직이면서 신선한 공기를 들이마시고 뱃속의 양수에 자극을 주면 아이는 엄마와 함께 놀이를 하면서 뇌에 자극을 받습니다. 뇌뿐만 아니라 아이의 손과 발 등 신체에도 적절한 자극이 가해져 발육이 좋아집니다.

CASE 4

내 아이를
만나는 기쁨,
출산의 고통도
기꺼이 참아내라

출산의 고통이 지나간 뒤에 찾아온 아이와의 감동스러운 첫 대면. 저는 이때만큼 여자로 태어난 것에 감사한 적이 없었습니다. 눈도 뜨지 못하면서 본능적으로 제 가슴에 얼굴을 부비면서 젖을 찾는 아이의 따뜻한 체온에 뭉클하고 감동이 밀려들었으니까요.

내가 부모가 되는 순간, 부모님의 얼굴을 떠올렸을 때 신기하게도 지친 몸에 새로운 힘이 들어가는 것을 느꼈습니다. 십수 년 전에 이런 고통을 겪으며 나를 낳았을 어머니와, 지금 세상으로 나오려는 내 아이처럼 좁은 산도를 지났을 나 자신을 생각하니 출산이라는 과정이 얼마나 신비로운지요.

저의 세 아이 자현, 문영, 평화는 모두 자연 분만으로 출산했습니다. 첫 아이 때는 출산 당일까지 환자를 보다가, 병원 문을 닫은 이후에 산부인과 병원으로 갔습니다. 저녁 7시부터 진통이 시작되어 밤 12시 30분에 분만했으니, 4~5시간 동안 진통을 한 셈이지요. 나름대로 준비하느라 했지만, 역시 초보라서 서툴렀을까요. 준비물 챙기느라 바빠서 저녁 식사하는 것을 잊어버리고 말았습니다. 가뜩이나 힘든 진통 중에 밥도 못 먹었으니 힘이 달릴대로 달려서 결국, "저 그냥 수술해 주세요"라는 말을 하고 말았습니다. 그러나 산부인과 선생님 왈, "이미 늦었습니다. 아이 머리가 내려오기 시작했으니 그냥 낳는 수 밖에 없습니다."

반면, 둘째 아이 때는 첫째보다 훨씬 수월하게 분만할 수 있었습니다. 7시에 병원 문을 닫고 아예 저녁 식사까지 마친 후, 8시쯤 병원에 가서 한 시간 반 만에 낳았으니 그만하면 쉽게 낳은 편이죠. 아무래도 처음보다는 두 번째가 수월한데다가, 아들이 아니라 딸이라는 점, 그리고 수영을 통해 단련해온 호흡법이 많은 도움이 되었던 것 같습니다.

남자아이의 경우 신생아 때부터 두상과 뼈의 강도가 여자아이보다는 단단하다고 합니다. 실제로 아들과 딸을 모두 낳아본 제 경험으로도 그랬구요. 그래서 '첫째 아이면서 남자아이일 때'가 어떤 경우보다 출산의 고통이 크다고 하는지도 모릅니다.

또한 분만에 있어서 호흡이 무척 중요한데, 이때도 원칙이 있습니다. 오래 숨을 참고 내뱉을 때는 길고 세게 힘을 줘야 한다는 것.

이 호흡을 잘할수록 분만이 수월해집니다. 제 경우는 바로 이 호흡법을 수영의 호흡법에서 응용할 수 있었습니다. 오래 참고 날숨과 들숨을 조절하는 것. 이것이야말로 수영의 기본호흡법이기도 하니까요.

출산의 지독한 고통을 겪은 후에, 누구는 다시는 아이를 안 낳으리라 다짐했다고도 하고, 또 누구는 아이를 품에 안는 순간 다음에 또 아이를 낳고 싶어진다고도 합니다. 물론 출산 직후의 마음가짐이 다음 출산을 결정하는 것은 아니겠지요. 하지만 이런 상반된 반응은 출산에 임하는 태도에서 시작된 것은 아닐까 하는 생각이 듭니다.
세 아이를 낳은 저는, 달리 말하면 출산의 고통을 세 번이나 겪었다는 뜻이지요. 게다가 20대, 30대, 40대라는 각각 다른 몸 상태일 때 출산했던 것에 대해 어떤 사람은 무모하다고 흉보실지도 모르겠습니다. 그러나 출산은 외롭고 고통스러운 과정이지만, 어느 것과도 바꿀 수 없는 '행복'을 주는 일입니다. 어느 누가 아기를 낳는 여성의 고통을 대신해 줄 수 있겠습니까? 오로지 혼자서 언제 끝날지 모르는 고통에 맞서 힘을 내야 합니다.

조선 왕실 출산법 '출산 전에는 걸어라'

|

얼마 전 발견된 조선 시대 왕실의 출산 지침서 〈림산예지법(臨散豫智法)〉에 의하면 당시의 임산부들은 출산 직전까지 걷기를 하면서 출산에 대비했다고 합니다. 이 지침서는 당시 가장 유능한 한의사들이 포진해 있는 왕실에서 가장 건강하고 안전하게 아이를 낳는 지침을 만들어둔 것입니다. 그래서인지, 내용을 살펴보면 몇백 년 전의 출산 지침인데도 불구하고 지금 적용해도 손색이 없을 만큼 훌륭해 보입니다.

왕실에서는 출산할 곳도 특별하게 골랐는데, 이를테면 더운 날에는 햇볕이 잘 들지 않는 서늘한 곳에서 통풍이 잘 되도록 창문을 열어 열기를 식혔다고 합니다. 너무 덥지도 춥지도 않게 하고 조용한 곳에서 아기를 낳도록 했다고도 합니다. 한편, 해산할 때가 되면 소화가 잘 되지않는 기름진 음식이나 떡 등을 피하고 밥과 미역국, 꿀물 등을 먹도록 했습니다.

그리고 산통이 시작되면 천천히 걸으면서 진통을 참아 내며 너무 일찍 힘을 주지 않도록 했습니다. 너무 오래 앉아 있거나 허리를 구부리지 말라고도 했는데, 실제로 산통을 할 때 허리를 구부리면 나중에 요통이 올 수 있습니다. 또, 출산 직후에는 허리와 다리를 마사지했다고 적혀있는데, 이는 부종이나 출혈을 줄이는데 큰 도움이 됩니다. 갓 태어난 아기는 깨끗한 헝겊에 '황련감초탕'을 적셔서 입 안을 닦아 냈는데, 이는 당시 아기들이 잘 걸렸던 천연두를 예방하기 위한 것이었습니다. 오늘날 신생아의 입 안에 있는 오물을 알코올로 닦아내는 것과 비슷한 차원의 일이지요.

나와 아기를 위한 출산법

우리가 흔히 알고 있는 출산의 현장을 한번 생각해 보세요. 분만 대기실에 들어가면 침대에 누워서 태아 심박을 측정하는 기기를 몸에 달고 진통을 견디기 시작합니다. 이때 대부분의 임산부는 침대를 벗어나지 못합니다. 이렇게 누워서 고통을 참다가 분만실로 옮겨가면 눈이 부시도록 환한 불빛 아래에서, 바로 옆에서 또 다른 산모들이 내지르는 신음 소리를 들어가며 아기를 낳습니다. 기다리던 아기가 태어나면 숨을 잘 쉬는지 확인하기 위해 아기를 거꾸로 들고 엉덩이를 때립니다. 탯줄을 자르고 엄마에게 잠깐 아기 얼굴을 보인 후 신생아실로 옮겨 갑니다. 엄마는 이때부터 잠에 빠집니다.

이번에는 더 거슬러 올라가서 우리의 전통 출산법에 대해 생각해 볼까요. 조선 시대 왕실의 산실은 아늑하고 조용한 곳에 만들어졌습니다. 민간에서는 대개 친정집에 가서 아기를 낳았는데, 왕실과 마찬가지로 겨울에는 따뜻한 방에, 여름에는 시원한 방으로 산실을 정했습니다.

특이한 것은 출산 자세로 반좌반와(半坐半臥)를 취하도록 했는데, 반은 앉고 반은 엎드리는 자세라는 뜻입니다. 우리가 흔히 아는 것처럼 바닥에 등을 대고 누워서 출산한 것이 아니었습니다. 물론 아기의 머리가 내려올 때는 아기를 잘 받아야 하기 때문에 거의 등을 대고 눕는 자세를 취하지만, 진통을 하는 동안에는 방 안에서 옆으로 눕기도 하고 기댄 자세로 최대한 편안하게 진통을 겪을 수 있도록 배려했습니다.

전통 출산법이 현대의 출산법보다 더 우수하다거나 서양의 출산법이 틀렸다는 말이 아닙니다. 서로 보완하고 개선할 부분이 있다면 의료진과 합리적으로 의견을 주고받아 더 나은 방법을 찾을 수 있다는 것입니다. 누군가의 시도가 없었다면 무통 분만이나 그네 분만, 수중 분만같은 다양한 출산법이 나올 수 있었을까요? 나와 내 아기에게 조금이라도 편안하고 좋은 분만법이 있다면 다함께 연구해 볼 일입니다.

제 경우를 예로 들어볼께요. 첫째와 둘째 아이는 보통의 경우와 다를바 없는 자연 분만을 했습니다. 그러나 막내의 경우는 무통 분만을 시도했습니다. 자연 분만을 시도하던 도중에 갑작스럽게 선택한 무통 분만이었습니다. 그러나 무통 분만이라고 해서 완전히 통증이 없는 것은 아니더군요. 자궁 문이 열려야만 무통 주사를 놓을 수 있기 때문에, 무통 주사를 맞기 전, 자궁 문이 4cm 가량 열릴 때까지는 보통의 분만과 똑같은 산통을 겪어야 했습니다. 그래도 어디, 생으로 온전히 감당하는 출산에 비하겠습니까. 위의 두 아이들보다 훨씬 수월하게 막내를 낳은 것만은 사실입니다. 초산이거나 출산에 대한 두려움이 큰 산모라면 시도해볼 만한 것 같습니다.

그럼, 이쯤에서 최근 출산율의 40%까지 육박하는 제왕 절개 분만에 대한 언급을 빠뜨릴 수 없겠지요. 사실 저 역시 셋째 아이를 낳을 때는 무통 분만에 앞서 제왕 절개 수술 권유를 받았습니다. 노산이라는 것이 가장 큰 이유였겠지요. 아마 이 책을 읽고 있을 독자들의 대부분도 어쩌면 산부인과 의사들로부터 제왕 절개 수술을 권유받게 될지 모르겠습니다.

최근에는 학계에서까지 나서서 제왕절개수술로 태어난 아이가 자연 분만의 경우보다 머리가 더 좋다는 연구를 내놓은 것 같은데, 저는 이 학설을 믿지 않습니다. 이 학설의 근거로는 아이가 엄마의 산도를 통과하면서 겪게 되는 격렬한 스트레스와 고통 때문에 뇌세포가 손상된다는 이유를 들고 있는데, 제 생각에는 조물주가 그 정도로 허술하게 인간을 만들었을거란 생각이 들지 않는군요.

저는 모든 것이 자연 그대로의 순리에 따르는 것이 좋다고 생각합니다. 이렇게 말하면 어느 누구는 이렇게 항변할 수도 있겠지요.

"자연 분만이 하기 싫어서 안 하나, 상황이 안 되니까 못하는 거지"라고. 물론, 불가피하게 제왕 절개 수술을 해야 하는 상황도 있습니다. 그러나 이런 경우보다는 산모의 두려움 때문에, 혹은 의사의 권유 때문에 제왕 절개 수술을 선택하는 사람들이 많아지고 있는 것도 사실입니다.

특히 나이가 많기 때문에 제왕 절개 수술을 해야 한다는 것은 너무 비겁한 행동이라고 생각합니다. 당장의 고통은 없을지 모르지만, 그 때문에 막 태어난 아기의 얼굴을 바라보는 감동을 포기하시겠습니까?

서양 출산법의 새로운 바람, 인권 분만

|

서양에서 서서히 불기 시작한 '인권 분만'이라는 분야가 있습니다. 특히 프랑스의 미셸 오당 박사나, 르부아예 박사 등이 권위자로 알려져 있는데, 최근 뮤지컬 배우 최정원 씨 등이 시도해서 많이 알려진 수중 분만이나 유명인들이 했다던 그네 분만 등은 모두 새로운 방식의 인권 분만으로 볼 수 있습니다. 그래서 한때 산부인과에서는 수중 분만용 시설을 갖추느라 고심했다는 웃지 못할 이야기도 전해 들었습니다. 그리고 이런 산부인과를 예약하느라 임산부들이 줄을 섰다고도 하구요.

우리나라 대부분의 임산부들은 병원에서 아기를 낳습니다. 이런 보편적인 분만 방식은 서구 의학이 도입된 1900년대 초부터 시작된 것입니다. 그 전까지는 전통 방식으로 출산을 해 왔지요. 어떤 면에서 보면 전통 출산법은 감염의 위험이 높고, 태아의 상태에 따라 그때그때 대처하지 못하는 단점이 있습니다.

자연 분만, 그것도 집에서 조산사의 도움을 받아 출산을 하려면 산모나 아기가 모두 건강해야만 가능합니다. 하지만 이 말은 바꿔 말하면, 산모와 아기가 이상이 없으면 전문 지식을 갖춘 사람을 두고 집에서 자연 분만을 해도 좋다는 말로도 해석할 수 있습니다. 실제로 일본에서는 10여 년 전부터 집에서 아기를 낳는 '가정 자연 분만'이 늘어나고 있다고 합니다. 이때에는 반드시 전문 의료진이 있어야 함은 물론이지요. 이들이 집에서 아이를 낳는 것은 전통적인 출산법이 가장 자연스럽고 건강하게 아기를 낳을 수 있다는 소신 때문이라고 들었습니다. 그리고 이런 시도가 성공적으로 인정을 받고 확산되고 있다는 소식도 들려옵니다.

사실 의사의 입장에서 보면 어떤 분만 방식을 선택하느냐보다는, 어떤 환경에서 출산하느냐가 더 중요합니다. 수중 분만이든 그네 분만이든 이른바 인권 분만이라고도 말하는 색다른 분만법에서 공통적으로 주장하는 바는, 아기와 산모의 능동적이고 본능적인 변화를 이끌어 주어 건강하게 출산하자는 것입니다.

CASE 5

산후조리만큼은
황후 못지않게
해라

"산후조리를 잘못하면 산후풍에 걸린다고 해서 한여름에도 선풍기 바람조차 못 쐬고 지냈더니 더위를 먹어서 더 고생했어요. 산후조리는 어떻게 해야 잘 하는 거죠?"

한눈에 봐도 부종이 심한 상태로 내원한 33세의 김정현 씨. 시골에서 올라오신 시어머니의 엄격한 산후조리법에 따라 한여름에도 문을 꼭꼭 닫아 놓고 지낸 탓에 땀띠가 날 정도인데다가, 체질에 맞지 않는 흑염소를 먹은 탓에 산후 비만까지 온 안쓰러운 환자였습니다.

산후조리에 대한 이해는 천차만별입니다. 핵가족화 되면서 출산 후의 몸조리나 아이 돌보는 일이 온전히 산모와 남편만의 몫이 되고 있는 요즘의 추세도 걱정스러운 현실입니다. 3~4주 정도는 회복을 돕는 사람이 있지만, 이후에는 혼자 아이 돌보랴 집안일 하랴, 산모는 자기 몸 돌볼 틈이 없습니다. 워킹 맘은 겨우 한숨 돌렸다 싶으면 다시 직장에 복귀해야 하구요.

이렇다보니 산후조리에 대한 필요성을 느끼면서도 지나치기 일쑤고, 별로 필요하지 않을 거라고 생각했다가 산후풍 등의 질환에 시달리면서 때늦은 후회를 하기도 합니다.

산후조리에 관한 한 저에게는 한 가지 원칙이 있습니다. 결론부터 말하자면 '산후조리 중에는 자기자신만 생각하라'입니다.

아이보다 내가 우선인 산후조리

|

이런 원칙이 생기기까지 저 역시 두 번의 시행착오가 있었습니다. 셋째 아이 때가 되어서야 비로소 이 원칙에 충실하게 되더군요. 큰 아이는 12월 초, 한겨울에 출산했습니다. 지방에 계시던 친정어머니가 산후조리를 도와주셨는데, 신경도 예민하신 친정어머니가 딸 산후조리 해주려다 오히려 병이 나겠다 싶더군요. 그래서 둘째 아이부터는 아예 전문 산후 도우미의 도움을 받았고, 셋째 아이 때 도움을 받았던 도우미 아주머니는 이후에도 낮 시간 동안 저희 막둥이를 키워주셨습니다.

산후 도우미의 도움을 받아본 경험에 의하면, 이 분들은 일정 교육을 받은 전문인들이기 때문에 역시 다르다는 생각이 들었습니다. 아이를 다루는 것부터 산모를 배려하는 것까지, 그리고 친정어머니께서 미처 챙기지 못하시는(아무래도 당신이 아이를 낳으신지 오래되셨으므로) 부분까지 세심하게 신경 써 주는 것 같았습니다. 물론 비용 때문에 부담스러워하는 산모들도 많지만, 그래서 더욱 '자기자신만 생각하라'고 말해주고 싶습니다. 돈 생각하다가 제대로 몸조리를 하지 못하면 결국 더 많은 비용을 들여서도 되돌릴 수 없는 것이 산후몸조리이니까요.

얼굴이 퉁퉁 부어서 진료실을 찾은 강경희 씨의 경우를 예로 들어볼까요? 그녀는 도우미를 썼는데도 불구하고, 밤낮이 바뀐 아이 때문에 밤마다 극심한 피로에 시달리고 있었습니다.

저의 처방은 '밤에도 아이 보는 사람을 구하라'였습니다. 낮에는 회사일에 지치고, 밤이 되면 그제서야 보채는 아이 때문에 밤새 시달리다보니, 산후조리는커녕 얼굴까지 부어서 말이 아니었던 것입니다. 일하는 엄마라면 일정 기간까지는 24시간 산후 도우미의 도움을 받는 것이 좋습니다. 많은 경우 신생아들은 밤낮이 바뀌곤 하는데, 여기에 대한 대책은 엄마 스스로 세우는 수밖에 없습니다. 저는 막둥이를 키우면서 밤에 잠자리에 들기 전에 미리 젖을 짜놓고 자는 습관을 들였습니다. 아이가 젖 달라고 보채기 전에 미리 젖을 짜서 냉장실에 넣어두면, 엄마는 밤새 깊은 잠을 잘 수 있지요. 이렇게 내 몸조리를 위해서 아이의 리듬에 맞추는 것이 아니라 제 리듬에 일상을 맞추었습니다. 자다가 깨서 젖을 먹이면 다음날 힘이 들 뿐 아니라, 엄마 몸의 회복도 훨씬 늦어진다는 것을 위의 두 아이들을 통해 경험했기 때문입니다. 매정해 보일지 모르지만, 자기 몸부터 생각하세요.

몸의 변화를 이해하라

10개월간 3kg에 이르는 아이를 뱃속에서 키웠다가 세상으로 내보낸 엄마의 몸은 기와 혈이 흐트러져 있습니다. 이렇게 임신과 출산은 여성의 몸을 180°바꿔놓는다고 해도 과언이 아닙니다. 산후조리는 임신이라는 큰 변화를 겪은 몸 상태를 정상적으로 되돌려 놓는 과정이기 때문에 중요한 것입니다.

출산 후 6주 동안은 '산욕기'라고 해서 산후 회복에 필요한 최소한의 기간이지만, 적어도 3~4개월은 지나야 산모의 몸이 건강하게 돌아옵니다. 그래서 아기의 백일잔치는 아기의 건강한 100일을 기념하는 것이기도 하지만 엄마도 건강하게 100일을 잘 보내 이제 안심해도 된다는 의미도 숨어 있습니다.

출산 후부터 몸은 서서히 원래 상태대로 돌아가려는 움직임을 시작합니다. 자궁과 골반 등은 원래 크기로 돌아가고 생식기의 상처가 회복되며 아이에게 먹일 젖이 나오기 시작합니다.

먼저 자궁과 생식기가 회복되는데 대략 2개월 정도 걸립니다. 그래서 그 기간이 바로 집중적인 산후조리 기간이 됩니다. 이 때, 자궁은 매일 조금씩 축소되어 6주쯤 지나면 원래 크기로 돌아갑니다. 또, 자궁에서 태반이 떨어져 나갈 때 생긴 상처 때문에 '오로'라고 하는 분비물이 나오는데, 처음에는 혈액이 섞여 있어 붉은색이지만 상처가 아물면서 갈색에서 황색으로 변하다가 6주쯤 되면 완전히 없어집니다.

출산 후에는 체온도 2~3℃ 정도 높아졌다가 정상 체온으로 돌아옵니다. 하지만 만약 10일이 지나도 열이 떨어지지 않은 채 고온이 계속되며 맥박이 빨라지면 산욕열에 걸린 것이므로 반드시 치료를 해야 합니다. '산욕열'은 출산할 때 생긴 상처에 세균이 감염되어 염증이 생기는 것을 말합니다. 이를 예방하려면 세균 감염을 막을 수 있도록 자궁과 질 주위는 물론이고 몸 구석구석을 깨끗하고 청결하게 유지해야 합니다.

산후조리도 '중용'의 원칙이 필요하다

|

'산후조리'라고 하면 가장 먼저 떠오르는 것이 무엇인가요? 아마도 '찬바람을 쐬지 말라'일 것입니다. 이 말은 거의 옳기는 하지

만, 이 때문에 정말 오로지 집 안에서 통풍이 되지 않을 정도로 꼭 꼭 숨어 지내는 것은 과잉 산후조리라고 할 수 있습니다. 더군다나 30대 고령 임산부는 행여 잘못될까 봐 이것저것 가리고 피하고, 전혀 움직이지 않으며 심하게(!) 몸을 보호하는 경우가 많지요. 과연 이런 방법이 바람직할까요? 결론은, 모든 일에서 과한 것은 부족한 것만 못하다는 것입니다.

산후조리는 출산으로 인해 극도로 약해진 몸을 보하는 것이 목적입니다. 그러나 몸을 보한다는 것이 자칫 잘못하면 비만으로 연결될 수 있습니다.

그러면, 이번에는 비만을 부르는 산후조리법에 대해서 알아볼까요? 첫 번째는 손가락 하나 까닥 안 하는 '방임형'입니다. 이는 산후 3·7일(21일) 동안 산모는 방문 밖으로 한 발자국도 나가지 못하고 누워서만 지내야 한다는 전통 산후조리법을 잘못 이해한 데서 비롯된 것 같습니다. 예전에 이런 산후조리법이 필요했던 이유는, 한옥은 방문만 열면 바로 외부와 연결되는 열린 구조였기 때문입니다. 그렇다 보니 찬바람과 더위에 약한 임산부는 여름이나 겨울이나 방 안에서 지낼 수 밖에 없었지요. 그러나 현대의 주택 구조는 겨울에도 외부의 바람을 막을 수 있고 여름에도 더위를 차단하면서 생활할 수 있습니다. 그러니 꼼짝 않고 누워만 지낼 필요는 없습니다.

제 경우에도 첫아이를 낳았을 때 바람이라도 들새라 칭칭 감았던 기억이 납니다. 그런데, 어느 날 창가의 침대 위에 앉아 아이에게 젖을 먹이다가 뭔가 '차다'는 느낌이 들어서 보니까, 제 발이 맨발이었지 뭐에요. 우는 아이 젖 먹이기 바빠서 깜빡 양말 신는 것을 잊고 있었는데, 그 사이 발 뒤꿈치로 바람이 들어 버린 것입니다. 이후 저는 한여름까지도 뒤꿈치가 시렸던 경험이 있습니다. 아이를 낳고 나면 온 몸의 뼈와 관절이 느슨해지는데, 이 사이로 어른들이 말씀하시는 '한기'가 스며든 것입니다. 이때 심하게 한기가 들면 평생 시리고 욱신거리는 느낌에 고생하게 됩니다. 적당히 몸을 움직이되, 한기가 들지 않도록 조심하는 중용이 필요합니다.

보통 자연 분만을 하면 2~3일이 지나면 혼자 화장실에 갈 수 있고, 수술을 했다 하더라도 5일 후면 걸어 다닐 수 있습니다. 그러니, 몸에 무리가 가지 않는 한도 내에서 움직이는 것이 회복에도 도움이 됩니다.

두 번째는 기름지게 먹고 또 먹는 '막무가내형'입니다. 물론 산모가 잘 먹어야 하는 것은 맞는 말이지만 고열량 고칼로리 음식만 먹는 것은 비만의 원인이 될 뿐 몸이 회복되는 데는 별 도움이 되지 않습니다. 반대로 미역국과 밥만 먹는 것도 출산을 하느라 체력이 바닥난 산모에게는 좋지 않습니다. 임신 기간 중에 꾸준히 지켜왔던 고단백과 무기질까지 영양소를 골고루 섭취할 수 있는 한식 식단이 산후조리에도 가장 좋습니다.

요즘에는 출산 직후부터 무조건 살빼기에 집중하는 산모들이 늘어나고 있습니다. 그러나 임신 기간 중은 물론이고 출산 이후까지도 '중용(中庸)'의 원칙을 상기해 보세요. 몸과 마음이 편안하고 가뿐해지는 상태를 유지하는 것, 그것이 가장 좋은 산후조리법입니다.

기본 원리를 아는 것이 똑똑한 산후조리법

산후조리의 기본은 보충과 예방, 그리고 안정입니다. 즉, 출산으로 인해 허약해진 기를 보충해 주고, 면역력이 떨어진 신체에 감염의 위험을 예방하면서, 몸과 마음의 흐트러진 기혈을 안정시키는 것으로 요약할 수 있습니다. 이런 원칙을 이해한 다음 자신의 몸 상태에 맞게 양·한방의 산후조리법을 적용하면 똑똑한 산후조리가 될 것입니다.

먼저 기를 보충하기 위한 방법으로는 산모의 회복을 돕는 식품을 섭취하는 것이 중요합니다. 한약 등으로 몸을 보하는 방법은 서양에서는 갖지 못한 우리만의 '비장의 무기'라 할 수 있습니다.

우선, 일상적으로 섭취하는 식품에 대해서 먼저 알아볼까요. 출산 직후 먹게 되는 미역국의 미역에는 피를 맑게 해 주면서 자궁의 지혈을 돕는 요오드 성분이 풍부합니다. 생선, 소고기, 두부 등은 기력을 회복하게 하는 고품질의 단백질 식품이고, 굴이나 조개, 해조류와 녹황색 채소 등에는 칼슘이 많이 들어 있습니다. 그리고 변비에 좋은 양상추, 다시마, 요구르트 등은 출산 직후 생길 수 있는 배변 장애를 도와줍니다. 따라서 미역국을 꾸준히 먹되, 그 안에 생선과 소고기, 해조류 등을 적절히 첨가하여 입맛을 돋우는 것이 영양면에서도 좋겠지요. 채소와 과일, 요구르트 등도 매일 일정량을 빠뜨리지 말구요.

그러나 임신과 출산이라는 상황은 사람들이 일상적으로 겪는 상황과는 달리, 매우 특수하고도 주의를 요하는 상황입니다. 보통의 경우라면 보약이나 특별한 보조 제재가 없이 적당한 식품의 섭취만으로도 건강을 유지할 수 있지만, 출산 직후라면 이보다는 한 발 앞선 보살핌이 필요합니다.

한방에서는 기를 보하기 위해 산후에 보약을 처방해서 먹을 것을 권하는 것도 바로 이 때문입니다. 산후조리 보약은 허약해진 자궁의 기운을 원래대로 회복시키고 몸 전체의 흐트러진 기혈을 바로잡는 것이 목적입니다. 그래서 '보허탕'을 기본으로 열이 많은지 적은지, 또 혈액 순환이 잘되는지 기가 막혔는지 등을 진단해서 처방합니다.

가끔 시어머니나 친정어머니께서 보약을 먹어야 한다면서 한의사의 진단 없이 약재상의 처방만 믿고 약을 조제했다가 부작용을 호소하는 환자들을 봅니다. 자칫 잘못하면 체질에 맞지 않은 약 때문에 두고두고 고생할 수 있다는 점, 명심하세요. 한약은 자연 분만을 했다면 출산 후 1~2일 후부터 먹어도 되고, 수술한 경우는 가스가 나오고 식사를 할 수 있을 때부터 복용이 가능합니다. 따라서 출산에 앞서 미리 단골 한의원이 있다면 본인의 체질과 진맥 정도는 해 두는 것이 좋겠습니다.

분만 직후 감염이나 질환을 예방하는 방법에 대해서도 약간의 상식이 필요합니다. 산후 2~3주 동안에는 외음부와 질이 세균에 감염되지 않도록 특히 조심해야 합니다. 아이가 좁은 산도를 지나오느라 질과 외음부는 상처가 났을 수도 있고 지극히 예민해져 있으니까요. 그러므로 오로(분비물)를 처리하기 위해서 패드를 착용하거나 교환할 때 손을 깨끗하게 닦고 청결하게 해야 합니다. 따뜻한 증류수나 소독한 물에 탈지면을 적셔 외음부를 닦아서 소독하고 매일 좌욕하는 것이 회복에 도움이 됩니다. 3~4일 동안은 물수건으로만 땀을 닦다가 그 다음부터 세수가 가능하고, 본격적인 양치질도 며칠 동안은 자제하는 것이 좋습니다. 5~6일이 지나면 가벼운 샤워를 할 수 있지만 욕탕에 들어가는 목욕은 2달 후부터 가능합니다. 단, 찬물은 사용하면 안 됩니다. 따뜻한 물을 사용하고 옷은 관절이 노출되지 않게 긴 소매 옷을 입으세요.

미국 병원에서의 경험에 의하면, 서양의 산모들은 출산 직후 바로 찬물로 샤워를 하곤 합니다. 그러나 이는 체질적으로 동양인보다 서양인이 열이 많아서 가능한 일로 생각됩니다.

사실 저는 둘째 아이 때부터 출산한 다음 다음날 바로 샤워를 했습니다. 안 하는 게 더 좋다는 건 알지만, 도저히 찜찜해서 참을 수가 없어서…. 그런데 샤워를 하면서 한 가지 터득한 것이 있습니다. 무조건 샤워를 못할 이유는 없다는 것. 샤워를 하는 것 자체가 문제가 아니라, 얼마나 잘 준비하고 닦느냐가 문제인 것 같습니다.

대부분 샤워를 마치고 옷을 입기 직전, 물기 있는 몸에 한기가 스며들기 마련입니다. 따라서 이때 물기를 꼼꼼이 닦아내고 재빨리 옷을 입는다면 굳이 일주일씩 샤워를 못할 이유는 없습니다. 샤워 직전에는 더운물을 틀어 목욕탕이 훈훈해지도록 하는 것도 잊지 마세요.

산모는 기가 빠져 나가서 허열이 나는데, 이때 땀도 함께 흐르게 되므로 평소보다 더 청결한 관리가 필요합니다. 샤워를 못할 정도라면 요령껏 잘 닦아내기라도 해야겠지요. 첫 출산 때는 말 잘 듣느라 스팀 타월로 닦아내기만 했는데, 지나고 보니 그러느라 몸은 몸대로 더 힘들고 뒷꿈치에 바람이 든 것도 큰 아이 때가 아닌가 싶습니다.

자, 이제 중요한 것은 안정입니다. 출산 후 3~4일은 되도록 침상에서 안정을 취하고, 이후에도 집안일이나 신생아를 돌보는 일을 무리하게 하지 말도록 합니다. 여름이든 겨울이든 긴 소매 옷과 양말은 꼭 챙겨 입으시고, 산후조리할 때만큼은 최대한 이기적인 엄마가 되세요. 아이는 눈으로만 보고, 아무리 예뻐도 목욕을 시키거나 안아주는 건 다른 사람의 손에 맡기세요. 도우미가 없다면 차라리 아이를 울리세요. 최소 3주 동안은 엄마 몸이 힘든 것보다는 아이를 울리는 편이 나으니까요. 특히 수유를 하느라 팔과 손목에 무리를 줄 수 있으므로 수유용 베개나 쿠션을 준비하는 것도 잊지 마세요.

생기발랄해지는 산후조리 생활방식

산후조리에서는 출산으로 지친 몸뿐 아니라 마음과 생활방식도 다스려야 합니다. 특히 산후에는 우울증에 걸리는 산모들이 많습니다. 출산으로 인해 허약해진 심신에 아이를 돌보느라 잠도 부족하고 신경도 예민해지기 때문이죠. 이 외에도 부모가 되었다는 책임감, 잘해낼 수 있을까 하는 불안, 몸매에 대한 걱정, 육아에 무관심해 보이는 남편에 대한 불만 등 복잡하고 미묘한 감정이 산모를 괴롭히기도 합니다.

이런 정신적인 불편함은 사실 몸이 정상적으로 자리를 잡지 못한 상태여서 그렇다고도 볼 수 있습니다. 이럴 때는 나만 왜 이렇게 불행한가 하는 생각에 사로잡혀 있지 말고, 누구나 겪는 과정이라고 생각하면서 긴장을 푸는 노력을 해야 합니다. 감정의 기복이 심할 때라서 스스로도 제어할 수 없을 정도라면 친구나 선배, 경험자에게 고민을 털어놓고 조언을 구하세요. 그리고 혼자 모든 것을 하려고 하지 말고 도움을 청하는 것도 필요합니다.

짬짬이 스트레칭과 호흡 등을 하면서 기분 전환을 하는 것도 도움이 됩니다. 특히, 스트레칭이나 요가는 늘어난 배와 골반을 수축시키는데 큰 도움이 됩니다. 자연 분만을 한 산모는 3일째부터, 수술을 한 산모는 7일이 지난 다음부터 조금씩 해 봅니다.

산모의 생활은 아기에게 젖을 먹이고 돌보는 시간 외에는 주로 잠을 자게 됩니다. 그렇다고 해서 억지로 잠을 자려고 하지는 마세요. 물론 잠이 올 때는 자야 하지만 억지로 자려고 하지 말고 깨어 있는 시간에는 간단히 스트레칭을 하거나 조금씩 집안을 걸어 다니면서 회복하려고 노력하는 것이 좋습니다.

{ 궁금하다, 이런 산후조리법 }

Q 여름엔 절대로 냉방기기를 사용하지 말아야 하나요?
찬 기운은 혈액 순환을 저하시키고 어혈을 뭉치게 해서 산모에게 치명적이라고 할 수 있습니다. 그러나 폭염 속에서 부채만 달랑 들고 더위를 나야한다는 것은 거의 고문에 가까운 일이죠. 산모가 여름을 잘 나는 방법은 먼저 찬바람이 직접 피부에 닿지 않고 땀 흡수가 잘 되도록 얇고 긴 면 옷을 입고, 실내 온도는 20℃를 유지하도록 합니다. 에어컨을 반드시 끄고 지낼 필요는 없습니다. 단, 찬바람을 직접 쐬지 말고 간접 바람을 쐬도록 다른 방에서 냉방기기를 켜 놓는 것도 한 방법이 될 수 있습니다. 땀을 흘린 상태에서 곧바로 바람에 땀을 식히면 감기나 오한이 들수 있으므로 땀을 잘 닦는 것도 아주 중요합니다.

Q 뜨거운 방에서 땀을 빼야 하나요?
산모와 신생아에게는 좀 덥다 싶은 정도의 온도가 좋기는 합니다. 그러나 땀을 억지로 내는 것은 수유에도 좋지 않고, 기가 허해지고 탈수증에 걸릴 위험이 있어 삼가야 합니다. 두꺼운 이불을 덮고 실내 온도를 높여 땀을 빼려고 하지 않아도 출산 후 며칠 동안은 체온이 올라가서 자연히 땀이 납니다. 산모와 신생아를 위한 실내 온도는 20℃ 정도가 적당합니다.

Q 산후조리에는 호박, 가물치가 좋다는데 누구나 먹어도 괜찮은가요?
산후에 부기를 빼야 한다며 호박 달인 물을 먹고, 기력을 보해야 하기 때문에 가물치와 잉어를 푹 고아 먹는다는 것은 널리 알려진 산후조리법입니다. 실제로는 호박의 이뇨작용 때문에 부종에 좋은 것인데, 이때 반드시 호박만을 사용할 것을 권합니다. 몸에 좋으라고 꿀 등을 첨가하게 되면 오히려 역효과가 날 수 있으니 호박만으로 담백한 즙을 내어 마시는 것이 좋습니다. 호박이 제 효력을 발휘하려면 산후 1개월이 지나 몸의 기능이 어느 정도 회복된 다음에 복용하는 것이 좋습니다. 가물치나 흑염소 등은 고단백·고칼로리 음식으로 산후에 기력을 보하기 위해 예로부터 애용하던 음식입니다. 그러나 지방이 많은 가물치는 수술을 한 산모의 경우 상처를 덧나게 할 수도 있고, 차가운 성질이기 때문에 기가 약하고 속이 냉한 산모에게는 역효과만 발휘하기 때문에 출산 후 적어도 한두달이 지난 후에 먹는 것이 안전합니다. 반대로 흑염소는 열을 내는 음식이라서 열이 많은 산모는 회복이 더딜 수도 있습니다.

{ 산후 증상에 따른 한방 처방 }

산후풍
인삼과 황기, 당귀, 숙지황, 계지와 강활 등으로 처방.

산후 부기
기혈을 보하면서 신진대사를 원활하게 해 주는 진피, 복령 등을 처방.

산후 어지럼증
땀이 나고 오한이 들고, 구토와 식욕 없음이 동반된다. 당귀, 천궁, 인삼 등을 함께 달여 먹으면 효과가 좋다.

{ 산후조리, 이럴 때는 꼭 병원 갈 것 }

- 갑자기 심한 출혈이 왔을 때
- 38℃ 이상 고열이 계속 될 때
- 유방에 심한 통증이 있거나 붉게 변할 때
- 아랫배에 통증이 심할 때
- 질 분비물에서 심한 악취가 날 때
- 다리가 아프고 부종이 심하거나 붉게 변할 때
- 배뇨시 통증이 있을 때
- 오한이 들면서 한기가 가시지 않을 때

CASE 6

산후조리원만큼은 깐깐하게 골라라

출산을 준비하면서 한번쯤 고민하는 부분이 바로 산후조리를 어디에서 할까입니다. 어머니에게 부탁할 수 있지만 그럴 수 없는 상황일 수도 있고, 산후조리원이나 산후 도우미를 쓰자니 비용이 부담스러울 수도 있습니다. 자신의 상황에 맞게 잘 선택해야겠지만, 일단 도우미 없이 산후조리 기간을 보낸다는 것은 거의 무모한 도전이라고 할 수 있습니다. 이 중에서도 보편적으로 확산되고 있는 방법은 산후조리원을 이용하는 것입니다.

전통적으로 산후조리는 집에서 친정어머니나 시어머니 혹은 가까운 친지가 도와주곤 했습니다. 대개는 구전이나 경험으로 습득한 지식으로 산후조리를 해 주셨죠. 그러나 이제는 산후조리에 대한 인식도 변하고 있습니다. 산모와 아이의 탄생을 축복하는 것은 물론, 출산 직후의 기간이 산모와 신생아의 건강을 좌우한다는 인식으로 체계적인 프로그램으로 관리하는 산후조리원도 인기를 얻고 있죠.

의사의 입장에서는 청결과 안전이 보장되고 개인마다 체질과 건강 상태에 맞는 산후조리가 이뤄진다면, 산후조리 전문시설을 이용하는 것도 효과적이라고 할 수 있습니다. 그러나 일부 산후조리원에서 발생한 불미스러운 사건들을 보면서, 좋은 산후조리원을 찾는데 도움이 되는 가이드가 필요하겠다는 생각이 드는군요. 산후조리는 잘못했다고 해서 약으로 고칠 수 있거나 보상이 되는 것이 아닙니다.

산후조리원을 고르는 기준

|

임신과 출산, 그리고 육아는 어느 한 과정도 소홀히 할 수 없기 때문에 어찌 보면 내내 피곤하게 지내야 한다고 느낄 수도 있습니다. 그러나 물이 담긴 컵을 보면서 비관론자는 '물이 반 밖에 없다'라고 생각하고, 낙관론자는 '물이 반이나 있다'고 생각한다는 말이 있습니다. 어떤 일이든 빛과 그림자처럼 자신이 생각하는 대로 보인다는 것을 상기해 보세요.

꼼꼼히 따질 때도 '이건 안돼'라고 체크하기 보다는, '이래서 더 좋겠다'고 점수를 더 주다 보면 긍정적이고 낙천적인 여유를 갖게 될 겁니다. 자, 이제 자기에게 맞는 산후조리원을 선택하기 위한 체크 포인트를 알아볼까요?

☐ 전문가가 운영하는가

산후조리원에서 가장 중요한 것은 인력입니다. 무엇보다도 풍부한 경험과 전문 지식을 갖춘 간호사가 상주하고 있는지 살펴 봐야 합니다. 산모와 신생아의 건강을 맡겨야 하니까요. 이 외에도 전문 영양사가 식단과 조리 등을 관리하는지도 중요합니다. 모유를 먹이는 산모들이 늘어나면서 산모의 영양 섭취가 무엇보다도 중요하거든요.

☐ 나에게 맞는 프로그램이 잘 운영되고 있는가

모유 수유를 하고 싶어 하는 산모, 허약한 체질이라 몸을 회복하는 데 주력하고 싶은 산모, 아기의 건강이 염려되는 산모…. 산모들의 관심사는 천차만별이라 산후조리원들은 각각 주력하는 프로그램이 있답니다. 이를테면 모유 수유를 적극적으로 권하는 산후조리원은 해당하는 시설과 프로그램이 전문적으로 마련되어 있는 식이죠. 이런 부분까지 신경 써서 알아보세요.

☐ 안전하고 청결한 설비를 갖추고 있는가

산후조리원에서 일어난 불미스러운 사건들은 대부분 청결하지 못한 데서 발생했다는 것을 기억하세요. 산모가 생활하는 방을 직접 보면서 청소와 소독이 제대로 되고 있는지, 채광이 잘되는지, 계단이 가파르거나 입구가 지저분하지 않은지 등도 잘 살펴보세요. 산모의 생활은 안전도 고려되어야 합니다. 그리고 방마다 개별 난방이 되면 더욱 좋습니다. 일괄적인 난방 시스템이면 너무 덥거나 추울 때 조절하기 어려워서 괴로울 수 있거든요.

☐ 병원과의 연계가 믿을 만한가

산부인과, 소아과, 한의원 등이 가까이에 있어 응급 상황이 발생하면 즉각 조취를 취할 수 있는지도 중요합니다. 특히 신생아의 상황은 누구도 안심하거나 장담할 수 없습니다. 요즘에는 한약을 제공하는 산후조리원도 많아지고 있는데, 개인 맞춤 한약인지 일괄적인 처방인지도 꼼꼼히 체크하세요.

☐ 면담을 효율적으로 운영하는가

집에서 산후조리를 할 때의 장점이 바로 편안하게 가족과 지낼 수 있다는 것이지요. 그러나 대개의 산후조리원은 가족의 숙식제공을 하지 않거나, 면담을 하루 한 번으로 제한하기도 합니다. 이는 외부인이 출입할 때마다 감염 위험이 높아지기 때문이기도 한데요, 면회실을 따로 마련하는 등 효율적으로 운영하는 방법도 있으니 이런 부분도 알아보는 것이 좋습니다. 배우자나 가족 1인에 한해 숙식을 제공하는 산후조리원도 있으니 잘 활용해 보세요.

CASE 7

산후 탈모, 대책을 세워라

최근 들어 여성 '탈모'로 고민하는 사람들이 부쩍 많아졌다고 합니다. 사람들은 대부분 '아버지가 대머리이면 아들도 대머리'라는 공식만 알고 있으나, 환경오염과 스트레스 등으로 인해 남녀노소를 불문할 정도로 확산되고 있답니다.

산모들의 고민 중에서도 탈모를 빼 놓을 수 없습니다. 출산 전에는 삼단 같은 머리채를 자랑하던 이미화 씨는, 아이를 낳고 나서 듬성듬성 허옇게 드러난 머릿속을 비춰보면서 한숨만 쉬었답니다. 몸이 튼튼하지 못해서 난산을 겪었는데, 아이 낳고 한숨 돌리려나 싶더니 이제 머리카락이 뭉텅뭉텅 빠진다면서 말이죠.

산모라면 누구나 탈모는 있다

사실 산후에 머리카락이 더 많이 빠지는 것은 자연스러운 현상입니다. 정상적인 경우 머리카락은 생장기와 쇠퇴기, 휴지기가 반복되면서 빠지고 새로 나기를 반복합니다. 그러나 임신을 하면 머리카락의 생장기가 길어지면서 오히려 머리카락이 빠지는 정도가 더디게 됩니다. 임신 중에는 에스트로겐이라는 여성 호르몬이 증가한다는 것은 이미 말씀 드렸죠? 에스트로겐의 여러 가지 작용 중에서, 모발의 성장은 촉진시키고, 휴지기로 이어지지 못하게 하는 것이 있답니다. 그래서 임신 기간 중에는 탈모(하루에 20~30개 정도 빠지고 새로 나는 것이 건강하고 정상적인 모발 상태입니다)가 미뤄졌다가, 출산 후에 한꺼번에 많이 빠지기 시작하는 것이죠. 그러니 출산 후에 머리카락이 많이 빠지는 것은 자연스러운 현상으로 봐도 됩니다.

한편, 한의학에서는 머리카락을 '혈액의 건강'을 말하는 징표로 봅니다. 다른 말로 머리카락을 혈여(血餘)라고도 하는데, 혈액의 나머지 부분이 모여서 머리카락이 된 것으로 본다는 뜻입니다. 그러니 머리카락이 윤기가 나고 숱이 많으면 맑은 혈액이 잘 순환되고 있다는 뜻이지요. 대개는 출산 후 5~6개월 동안 집중적으로 탈모가 진행되다가, 6개월이 지나면서부터는 머리카락이 새로 나기 시작해서 80~90% 가량은 자연스럽게 회복이 됩니다.

문제는, 이렇게 새로 나와야 하는 머리카락이 약하거나, 얇거나 그 수가 많지 않을 때입니다. 산후 탈모가 치료를 요할 정도로 심해졌다면 그 원인은 몇 가지로 추측할 수 있습니다. 우선 제대로 영양 공급이 되지 않은 경우입니다. 머리카락은 단백질이 주성분인데, 머리카락에 꼭 필요한 단백질 공급이 원활하지 않으면 모발이 제대로 성장할 수가 없죠. 두 번째로는 육아 스트레스가 과도하거나 제대로 기를 보충하지 못해서일 수 있습니다. 일반인의 탈모도 '스트레스'가 중요한 원인인 것처럼 산모도 과도한 스트레스로 인해 머리카락이 더 많이 빠지고 제대로 성장하지 못할 수 있습니다. 세 번째로는, 무리한 산후 다이어트로 인해 머리카락이 많이 빠질 수도 있습니다.

기와 혈을 보충해야 할 시기에 단식, 금식 등으로 제대로 영양 섭취를 못하고 무리한 운동을 하면 기혈이 부족해지면서 탈모만 진행됩니다. 한의원을 찾는 환자들 중, 위에 열거한 이유로 자연적인 탈모량보다 현저히 많이 빠지며 동시에 잘 회복되지 않는 경우에 허약해진 오장육부를 보강하는 치료를 행하게 됩니다.

찰랑찰랑 삼단 같은 머리채로 돌아가는 비법

|

보통 하루에 100개 이상 머리카락이 빠지면, 치료를 요하는 탈모

라고 진단합니다. 이런 정도가 되면 병원 치료를 받거나 탈모를 예방하고 늦추는 방법을 실천해야 합니다. 어차피 빠질 머리카락이라면 과감히 미련을 접고, 새로 나와야 할 머리카락을 위한 프로젝트를 시작해 보세요.

우선 염색이나 파마를 비롯해서 헤어 무스, 스프레이, 젤 등 화학 성분으로 된 헤어 제품은 사용하지 말아야 합니다. 탈모 환자에게 화학 성분이 배제된 제품을 사용하도록 권하는 것은 화학 성분이 두피와 호르몬 등에 영향을 미치기 때문입니다.

또한 무엇보다 중요한 원칙은 두피를 청결하게 유지하는 것입니다. 적어도 하루에 한 번은 머리를 감아야 하고, 반드시 샴푸나 헤어 제품이 두피에 남지 않도록 잘 씻어야 합니다. 두피 마사지에 좋은 나무빗으로 빗는 것도 모발의 혈액 순환을 돕는 효과가 있습니다.

간혹, 머리를 자주 감으면 머리카락이 많이 빠진다고 여겨서 머리 감는 횟수를 줄이는 경우가 있는데요, 두피가 심한 건성이 아니라면 하루에 한 번은 꼭 감아야 합니다. 더러움은 탈모를 촉진하는 큰 요소입니다. 윤기 있는 새로운 머리카락이 나도록 하기 위해서는 출산 후 약간의 관리가 필요합니다.

우선, 모발을 건강하게 하기 위해 해조류, 효모, 꿀, 로열젤리, 버터, 우유, 치즈, 송이버섯, 바나나, 현미, 콩, 각종 과일과 채소 등을 많이 섭취함으로써 비타민을 충분하게 공급하는 것이 가장 좋습니다. 보혈 작용이 뛰어난 한약과 혈액 순환을 돕는 침이나 천연 헤어 제품을 직접 만들어서 사용하는 것도 두피를 건강하게 만드는 한방 치료법으로 권할 만합니다. 탈모를 예방하고 완화시키는 한방 상식을 알려드릴게요. 산모뿐 아니라 가족의 탈모 예방에도 좋을 것입니다.

CASE 8

산후 피부관리의
사각지대에서
현명하게 대처하라

임신 중 피부관리 요령

임신을 하면 누구라도 금방 '여자보다 강한 어머니'가 될 것 같지만, 그보다는 여전히 여자로 남고 싶은 것이 임산부 모두의 마음입니다. 이왕이면 예쁜 임산부, 예쁜 엄마가 더 좋으니까요.

그런데 임신 기간이 거듭될수록 이런 바람과는 반대로 기미, 부종, 튼살 3형제가 속을 썩이기 시작합니다. 이러한 증상은 모두 아기가 엄마 뱃속에서 자리를 잡고 커지고 있다는 증거이기도 한데, 상대적으로 기력이 부족해진 엄마의 몸은 자궁이 아래로 처지거나 위로 충분하게 올라가면서 자리를 잘 잡지 못해서 이런 삼중고의 트러블을 겪게 됩니다. 아래로 힘을 받는 자궁과 유방에 최소한 근력을 유지할 수 있도록 적절히 운동을 해주고 가끔씩 마사지도 해주세요.

기미

적절한 기미는 임신 중 호르몬의 영향으로 피부 색소를 만들어내는 멜라닌 세포의 작용이 아주 활발해지면서 생기는 것입니다. 이것은 유전적인 요소도 강해 친정어머니가 임신 중 기미가 생겼다면, 딸도 그렇게 될 확률이 높아집니다.

기미를 예방하기 위해서는 무엇보다 직사광선을 피하는 것이 중요한데, 외출할 때는 자외선 차단 효과가 큰 크림을 바르고, 메이크업을 하고 모자나 양산을 써 주세요. 특히 자외선이 피부에 직접 닿지 않도록 하는 것이 무엇보다 중요합니다. 주 1~2회는 키위, 사과, 오렌지, 요구르트, 우유 등을 이용한 순한 팩을 하는 것도 기미 예방에 도움이 됩니다. 그러나 시중에 판매되고 있는 기미 치료제는 부신 피질 호르몬 등이 들어 있으므로 임신 중에는 절대 복용하지 말아야 합니다.

부종

부종은 임신 중에 흔히 일어나는 현상으로, 태아가 커지면서 혈관을 압박하기 때문에 생겨나는 증상입니다. 다리가 붓는 것은 일반적인 증상이지만, 만일 전신이 붓는다면 전문의를 찾아가 상담을 받아보는 것이 좋습니다. 조금만 서 있어도 다리가 붓는 느낌이라면 앉아 있을 때 다리를 약간 위로 올려 피가 심장 쪽으로 잘 흐르도록 해보세요. 또, 시원한 느낌을 주는 유칼리 오일 몇 방울을 마사지 오일에 섞어서 발과 다리에 바르고 심장 쪽을 향해 가볍게 쓸어 올리는 느낌으로 마사지하면, 다리의 부기가 빨리 가라앉고 무거웠던 다리가 가벼워진답니다.

한편, 임신 후기로 접어들수록 얼굴이 부석부석해지는 일이 잦은데, 역시 가벼운 마사지가 효과적입니다. 세안 후 영양크림을 발라 그 자리에서 원을 그리면서 누르듯 마사지합니다. 만일 크림을 바르지 않아도 얼굴이 당기지 않는다면 맨얼굴에 하는 편이 효과가 더 큽니다.

튼살

태아가 점점 커지면서 아랫배와 유방이 팽창되고 살이 트기 시작합니다. 살이 트는 것은 피부 속에 있는 단백질 섬유가 피부 팽창을 견디지 못하고 끊어지기 때문인데요, 꾸준히 마사지를 함으로써 탄력 섬유를 강화시키는 것이 가장 효과적입니다.

먼저 아랫배와 유방에 튼살 방지 오일을 바르고 매일 아침저녁으로 10분쯤 부드럽게 마사지를 합니다. 배를 마사지할 때는 아기가 자라고 있는 뱃속 깊은 곳까지 자극이 가지 않도록 쓰다듬기, 잘게 꼬집기 등의 동작을 해 보세요. 배꼽을 중심으로 시계 방향으로 돌아가며 마사지를 하는데, 특히 많이 트는 아랫배 쪽을 꼼꼼하게 해 줍니다. 마사지를 하지 않을 때도 튼살 방지 크림은 바르는 것이 좋습니다.

출산 후 부석부석한 피부, 이대로 둘 수는 없다

출산 후 몸 상태는 마치 중병을 앓고 난 것처럼 내장과 뼈·관절까지 모두 심하게 무리를 한 상태입니다. 피부도 마찬가지. 약해질대로 약해져서 외부 물질에 대하여 매우 민감하게 반응하여 트러블이 쉽게 일어납니다. 따라서 출산 후 피부 관리는 아래와 같이 크게 4단계로 나누어서 계획적으로 관리하는 것이 좋습니다.

출산 직후~3주

몸이 회복되기 전에는 순한 비누와 미지근한 물로 세안을 하고 보습크림 정도만 바르는 것이 좋습니다. 얼굴의 부기는 1주일 정도 지난 후 아주 가벼운 손동작 마사지로 회복시킬 수 있는데, 문지르는 동작이나 마사지크림만으로도 피부 트러블이 일어날 수 있으므로 각별히 신경을 써야 합니다.

4주차~100일

일반 마사지나 팩 사용은 서두르지 말고 몸이 회복되는 상태에 따라 순한 팩부터 시작해 보세요. 일반 마사지는 적어도 출산 후 21일(3×7일) 정도가 지난 다음 하는 것이 좋습니다. 마사지는 피부 표면을 청결히 하는 것뿐 아니라 피부 속 조직의 혈액 순환을 촉진하는 피부를 탄력있게 만들어 줍니다. 마사지크림으로는 영양밀크로션에 영양크림을 약간 섞은 것이 좋고, 마사지 후에는 피부 자극을 줄이기 위해 따뜻한 물수건으로 가볍게 닦는 정도가 좋습니다. 팩 역시 자극이 거의 없는 신선한 야채나 과일 종류가 좋겠지요. 예를 들면 무농약 오이나 사과, 바나나 등 과일과 플레인 요구르트, 우유, 오트밀 등이 되겠습니다. 팩은 얼굴에 거즈를 깔고 바르는 것이 피부에 자극이 덜하므로 참고하세요.

100일 이후~6개월

이 기간에는 얼굴을 포함한 전신의 피부가 정상 상태로 회복할 수 있는 시기이므로 약간 적극적인 운동과 스트레칭을 동반한 리프팅, 마사지를 할 수 있습니다.

6개월 이후

정상적인 몸에 준하여 관리를 하되 아이를 생각해서 가능한 자극이 적은 제품을 사용하는 것이 좋습니다. 특히 수분 공급을 위해 물을 많이 마시고, 커피나 카페인보다 차를 마시면 도움이 됩니다. 간혹, 유아용 피부 제품을 엄마가 같이 쓰는 경우가 있는데, 유아용품에는 유분이 많으므로 지성피부인 경우 트러블이 생길 수 있습니다.

{ 임신 중 부기를 빠지게 하는 마사지법 }

1 목 양옆을 부드럽게 쓸어 내린다.
2 턱 부분에 손을 대고 제자리에서 원을 그리는 동작을 한다.
3 인중 부위에서 얼굴 옆으로 제자리에서 원을 그리는 동작을 한다.
4 코 뿌리 부분에서 코 뿌리 양옆 가운데 부분에 손가락을 대고, 약간 아래로 피부를 끌어당기는 느낌으로 손가락에 힘을 주어 속을 향해서 누른다. 조금씩 자리를 옮겨가며 같은 방법으로 마사지한다.
5 눈 밑은 얼굴 중앙에서 옆을 향해 마사지하는데, 중지를 눈 밑에 대고 제자리 마사지를 한다. 옆으로 향할 때만 손가락에 힘을 준다.
6 이마도 옆을 향해서 손으로 눌러가며 제자리 마사지를 한다.

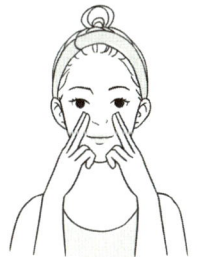 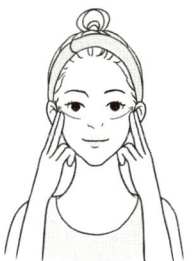

{ 출산 후 회복에 효과 있는 부위별 마사지 }

가슴

가슴은 일반 지방 조직이지만 근육 조직은 아니다. 그래서 가슴 마사지를 할 때는 유두를 피해서 부드럽게 해야 한다. 가슴의 볼륨을 크게 하려면 젖가슴 아래에 위치한 대흉근을 단련시키면 된다. 아령운동이나 수영(특히 평형)을 하면 대흉근이 단련된다.

1 마사지 오일이나 보디밀크와 오일을 섞어 오른쪽 가슴은 시계 방향으로, 왼쪽 가슴은 오른쪽 가슴과 반대 방향으로 원을 그린다.
2 대흉근을 단련하는 운동으로 마무리한다.

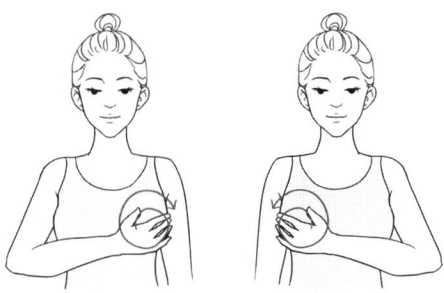

엉덩이

앉아 있을 때 체중의 압력으로 색소가 진해지기 쉬운 좌골극 부분과 아래로 처지기 쉬운 둔부 전체를 마사지한다.

1 좌골극 부위에 특히 오일을 듬뿍 바른 후 부드럽게 문지른다.
2 위로 끌어당기면서 둔부 전체를 안쪽에서 바깥쪽으로 크게 원을 그리듯 마사지한다.
3 손으로 탁탁 튕기듯 마사지한다.

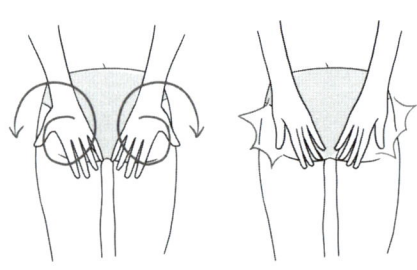

배

배 마사지는 내장의 기능을 활발하게 하므로 변비를 없애고, 배의 군지방을 감소시킨다. 마사지는 누워서 무릎을 세우고 하는 것이 효과적이며, 마사지 오일이나 보디밀크에 오일을 섞어서 사용하면 좋다.

1. 배꼽을 중심으로 양손 끝을 이용하여 시계 방향으로 크게 주무르며 이동한다.
2. 손끝으로 힘 있게 배를 누르며 원을 그리고, 시계 방향으로 이동한다.
3. 허릿살을 크게 잡고 주무른다.

팔과 다리

팔과 다리는 평상시에 많이 쓰는 근육이므로 다소 강하게 마사지하는 것이 효과적이다. 정맥 혈관은 대체로 표면 쪽에 있으므로, 혈액 순환이 잘되게 하려면 심장을 향해 힘을 주어 마사지한다.

1. 오일을 팔과 다리에 고루 바른 후 손끝부터 커다랗게 원을 그리며 심장 쪽을 향해 나아간다.
2. 팔꿈치 아랫부문은 근육을 수부드듯 마사지하고, 팔꿈치 윗부문은 다소 세게 수부르며 마사지하되 심장 쪽으로 힘을 준다.
3. 발을 감싸며 강하게 위를 향해 쓰다듬는다.
4. 발목 부위는 양손을 번갈아 가며 위를 향해 쓸어 올린다
5. 장딴지 근육을 강하게 주무른다.
6. 대퇴부를 양손바닥으로 굴리듯 마사지한다.

넓적다리

1. 넓적다리 안쪽을 리드미컬하게 집어준다.
2. 넓적다리 바깥쪽은 밑에서 위로 나선형을 그리며 마사지한다.
3. 넓적다리 밑에서 위로 높이 끌어올리듯 마사지한다.

CASE 9

아줌마 체형의 주범,
골반을 보호하라

아이를 낳아본 여성이라면 누구나 한번쯤 변화된 자신의 체형에 대한 불만족과 정신적 콤플렉스를 경험했을 것입니다. 헬스클럽에서 열심히 살도 빼 보고, 요가나 수영도 해보지만 벌어져 버린 엉덩이 때문에 어찌해도 처녀 때처럼 폼 나는 몸매로 돌아가기는 쉽지 않습니다.

출산으로 인해 골반이 벌어져 있거나 비틀려 있으면 복강 안의 내장 기관들이 아래로 처져 아랫배가 나오고 엉덩이는 퍼지게 됩니다. 이렇게 늘어난 배와 엉덩이가 몸의 라인을 엉망으로 만들어 버리지요. 골반이 늘어나 임신 전에 입었던 바지가 맞지 않는 현상은 산모들이 많이 겪는 경험 중에 하나. 이러한 체형의 변화는 출산 후 몇 개월 이내에 교정해 주지 않으면 흔히 말하는 '아줌마 체형'이 되어 버리고 맙니다. 그래서 출산 후에는 단순히 운동만 할 것이 아니라 골반을 축소 시켜주는 데에 더 주력해야 합니다. 산후 비만을 치료하기 위해 산후 재활 치료가 우선시되어야 하는 것도 이러한 이유에서지요.

골반 교정은 출산 후 6개월 이내에

임신을 하면서 우리 몸은 출산을 잘하기 위하여 릴랙신(Relaxin)이라는 호르몬을 방출하게 됩니다. 이 호르몬은 인대를 늘어나게 하는 기능이 있어서 골반이 잘 벌어질 수 있도록 도와주고 이렇게 벌어진 골반 사이로 아이를 낳게 됩니다.

문제는 산후 6개월까지는 이 호르몬이 미세하게 분비된다는 사실. 따라서 출산 후 변형된 체형과 골반은 이 시기에 교정 치료하는 것이 중요합니다. 산후 6개월 이전보다는 상대적으로 교정하기가 쉽다고 말하는 것도 바로 이런 이유 때문입니다.

옛날 어른들이 산후조리를 잘못했을 때, 다시 아이를 가진 후 몸조리하면 몸이 좋아진다고 하는 것도 어떤 의미로는 먼저 자리를 잘못 잡았던 관절이 다시 한번 크게 움직이니까 그때 자리를 잘 잡도록 하여주면 좋아질 가능성이 있다는 의미에서는 나온 말입니다. 그러고 보니 일리가 있지요?

체형과 골반을 잘 교정하게 되면 출산 후 오기 쉬운 요실금, 성기능 장애, 성교통, 대소변 장애, 산후풍 등도 예방되고, 어긋나 있던 골반 관절이 교정되면서 약화된 주변 근육을 강화할 수 있게 됩니다. 만약 이 시기에 골반 교정을 하지 않았을 경우에는 찌릿찌릿 말 못할 통증이 올 수도 있습니다. 이 통증은 아랫배와 허리, 양쪽 골반뼈를 비롯해서 엉덩이쪽의 꼬리뼈 부근까지 이어집니다. 삐끗한 것처럼 찌릿찌릿한 통증이 오는데, 생리통과는 다른 느낌의 통증입니다.

산후에 갑자기 발뒤꿈치가 콕콕 쑤시거나, 누워 있다가 자세를 바꾸려고 할 때 허리와 엉덩이 부분에 통증을 느끼는 경우, 허벅지 부분의 통증을 느끼는 등의 산후 통증도 이러한 골반 변형에서 기인하는 경우가 대부분입니다.

간혹 출산 후가 아닌 경우에도 골반통을 호소하는 환자들이 있는데, 이런 경우는 자궁이나 생식기 질환이 있는 경우가 많았습니다. 앞서, 골반은 생식기를 보호하는 지붕과도 같다고 말씀드렸습니다. 지붕이 약해서 틀어지고 무너질 지경이면 그 안에 있는 생식기가 다칠 것은 당연한 이치겠지요?

또한 골반은 인체의 중심축으로 몸 전체의 밸런스를 유지하기 위한 초석과 같아서 이곳이 비뚤어지면 고관절, 척추, 두개 안면까지 뒤틀려져 신경이 압박을 받고 원인 모를 통증과 마비 증세를 일으킬 수 있습니다. 골반이 중요한 이유, 이제 아시겠지요?

균형 잡힌 골반은 건강한 생활에서 나온다

|

건강하고 정상적인 척추는 예쁜 S자 모양이어야 하며, 골반은 좌우 균형이 잘 맞는 상태여야 합니다. 이 자세를 유지하려면 산후에도 자세를 바르게 하는 습관을 가져야 합니다.

대개 임산부들은 배가 무거워서 앞으로 내미는 자세를 많이 취합니다. 바닥에 앉을 때는 등과 어깨가 축 처지지요. 그러나 이런 자세는 척추를 압박하고, 심장과 내장 기관도 압박해서 소화 기능에도 장애를 초래합니다.

임신 기간 중에는 불편하고 힘들어도 양 어깨를 쭉 펴고 허리와 등을 편안하게 뒤로 기대어 앉는 것이 좋습니다. 누울 때는 한쪽 다리를 접어서 옆으로 누우면 좀 편안하면서도 허리를 보호하는 자세가 됩니다. 출산 후에는 골반통을 완화시킬 수 있도록 근육을 이완하는 방법을 쓰면 좋습니다. 최근 그 효능이 널리 알려진 반신욕과 좌욕은 골반통의 통증을 줄일 수 있는 좋은 방법입니다. 단, 출산 직후에는 몸을 물에 담그는 반신욕보다 좌욕이 더 좋으며, 목욕을 할 수 있을 때가 되면 반신욕을 하는 것이 좋습니다.

평소 딱딱한 바닥에 앉을 때는 방석을 이용하고, 허리를 편안하게 하면서 어깨와 척추를 곧게 펴고 앉으세요. 단, 소파나 자리가 너무 푹신해서 허리가 앞으로 꺾이거나 등과 어깨가 앞으로 휘어지는 자세는 좋지 않습니다.

만약 골반통을 참을 수 없을 정도라면 반드시 치료를 받아야 합니다. 골반통은 한 두 가지 원인이 전부가 아닙니다. 치료하지 않을 경우 골반 주위에 염증이 생기기도 하니, 반드시 치료를 받으세요.

{ 골반교정을 위한 체조 }

출산 후 벌어졌던 골반을 제자리로 바로잡기 위해 간단한 체조를 꾸준히 하는 것이 중요하다. 자세를 완벽하게 만들려고 하면 부담이 될 수 있으므로 천천히 자세 교정을 하는 것이 좋다.

기지개 켜기
1 다리를 붙인 자세로 반듯하게 눕는다. 발끝을 펴고 깍지 낀 손을 위로 올려 발과 팔을 반대 방향으로 쭉 늘리는데, 10초 동안 3회 실시한다.
2 쭉 폈던 발끝을 몸 쪽으로 당기면서 기지개를 펴듯 팔을 쭉 늘린다. 10초 동안 3회 실시한다.

둔근 신전 운동
1 무릎을 세운 뒤 반듯하게 누워 오른쪽 다리를 왼쪽 다리 위에 포갠다.
2 양손으로 무릎이 구부러지는 다리 뒤쪽을 잡고 양다리를 가슴쪽으로 당긴다. 이 자세를 10초간 유지한 후 좌우를 번갈아 5회 반복한다.

무릎 마주보기
1 반듯하게 누워 양쪽 다리를 30cm가량 벌린다. 양쪽 무릎과 발가락이 서로 마주보게 한다. 이 때 고관절을 안으로 회전시키는 느낌으로 하는 것이 중요.
2 반대로 양쪽 발을 바깥으로 돌린다. 무릎을 구부리지 않는 것이 중요하며 두 동작을 연결해 10회 반복한다.

다리 가슴으로 끌어안기
바르게 누운 자세에서 오른쪽 무릎을 접어 양손으로 감싸듯 잡는다. 천천히 가슴쪽으로 끌어당긴 후 10초간 유지한다. 좌우를 번갈아 3회 반복하도록 한다.

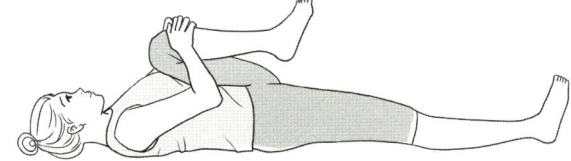

CASE 10

너도 나도
앓는 현대병,
아토피로부터
내 아이를
지켜라

아이가 아토피 환자라서 음식부터 침구, 가구와 의류까지 늘 신경 쓰면서 조심스럽게 다뤄야 한다는 신다희 씨. 아토피가 심해서 고통스러워하는 아이를 보기가 안쓰러워 온 가족이 눈물로 밤을 샌다는 이야기는 겪어보지 않은 사람은 모를 고통입니다.

아토피(Atopy)는 '기묘한, 뜻을 알 수 없는, 비정상적인'이란 뜻의 그리스어 'atopos'에서 유래된 말입니다. 말 그대로 원인을 알기 어렵고 자주 재발하는 질환으로, 천식·비염·결막염 등 여러 증상을 수반하는데 그 중에서도 피부염이 가장 대표적입니다. 이 아토피 피부염의 초기 증상으로는 가려움증을 들 수 있는데, 특히 신생아나 유아들은 긁지 못하기 때문에 울고 보채는 것으로 가려움을 호소합니다. 그리고 가려움증 외에도 진물이 나거나 붉은색 반점과 돌기가 생기며, 악화되면 피부가 두껍고 딱딱하게 변합니다. 특히 피부가 접히는 목, 팔 안쪽, 무릎 뒤쪽 등이 심합니다. 이 외에도 비염, 결막염 등을 수반합니다.

아토피가 문제가 되는 이유는 단순한 피부질환이 아니라 성장을 방해하고 면역체계까지 약하게 만들어 다른 질환에 걸리기 쉬운 체질이 되기 때문입니다. 아토피 환자들은 대개 가려움증 때문에 잠을 못 자기 일쑤이고 특정 음식을 먹으면 증상이 악화되기 때문에 밥을 잘 먹지 않아 영양섭취에 장애가 오기도 합니다. 이렇다 보니, 아이들은 성장 장애가 생기기도 하고, 피부 때문에 대인기피증을 겪는 경우도 많습니다.

아기에게는 자연 치유 능력이 있다

흔히 신생아에게서 아토피를 예감하는 것은 태열(胎熱)이 나타났을 때 입니다. 태열은 태풍(胎風), 태선(胎癬) 등 여러 가지 별칭이 있는데요, 원래 태열은 백일이 지나면 저절로 낫는다고 할 정도로 심각하지 않은 질환이었습니다. 예전에는 이렇게 아토피를 대수롭지 않게 여길 수 있었던 이유가 청정한 생활 환경과 모유 덕분이었음이 밝혀졌습니다. 아토피 증상이 있는 신생아에게 모유를 먹였을 때 증상이 호전되었다는 연구 결과도 나왔습니다.

그러나 최근 들어 태열을 앓던 신생아 중에서 자연 치유되는 경우보다 본격적인 아토피로 발전하는 경우가 더 많아질 정도로 확산되고 있습니다. 따라서 태열이 있는 경우 무심히 지내다가 아토피로 발전한 다음에 치료하려고 하지 말고, 자연 치유가 되는지 아닌지 신경 써서 살펴보아야 합니다.

아토피로부터 아이를 보호하려면 태아 때부터 아토피 체질이 되지 않도록 신경 쓰는 것이 가장 좋습니다. 아토피가 생기는 원인을 알고 예방책을 실천하면 아이의 자연 치유 능력도 더불어 향상됩니다. 자신이 아토피 체질이라고 아이의 아토피를 벌써부터 걱정하는 임산부, 혹은 예상하지 못했다가 아토피를 겪으면서 당황스러워하고 힘들어하는 엄마들. 노력하면 언젠가는 변합니다. 그래서 한의학이든 양의학이든, 진단과 치료가 있어온 것이거든요.

원인을 알아야 아토피를 잡는다

한의학에서는 아토피가 생기는 원인을 '열(熱)'이라고 봅니다. 전조 증상이라고 할 수 있는 태열(胎熱)의 병명에서 알 수 있듯이 열이 그 원인입니다. 임산부의 몸에 열이 많아지면 독소가 쌓이고, 이때 자궁에 있던 태아에게도 독소가 영향을 미칩니다. 열은 곧 양기(陽氣)이기도 한데, 이 양기가 너무 많아지면 음기를 억눌러서 음양의 조화가 깨지면서 면역력이 약해집니다. 그래서 외부 환경에 가장 민감한 피부가 먼저 공격을 받는 것이지요.

음양의 조화는 신생아 때부터 신경 써야 합니다. 예를 들어, 모유를 먹여야 할 때와 이유식을 먹어야 할 때를 적절히 맞춰서 영양을 공급하는 것도 음양의 조화입니다. 너무 일찍 이유식을 시작하면 영양 과잉인데다가 모유에서 공급받아야 할 면역 성분이 부족해집니다. 그러니 아토피를 예방하려면 이렇게 몸 전체의 균형을 맞추는 데 중점을 두어야 합니다. 기억하세요. 부모도 아이도 모두 먹을거리와 생활 환경, 그리고 생활 습관 등을 '적절히' 조절해야 아토피라는 이상야릇한 질환과 멀어집니다.

아토피 잡는 무기는 예방과 꼼꼼함

|

흔히들 엄마가 임신 중에 매운 음식을 즐겨먹었을 때 아이가 아토피가 되는 것으로 알려져 있는데, 제 경우를 이야기하자면 임신 중에 일요일마다 무교동 낙지를 먹었지만 세 아이 모두 아토피 증상이 없습니다. 아토피가 두려워서 음식을 제한하다보면 오히려 아토피에 쉽게 노출되고 약해질 수 있습니다. 그보다는 아토피가 생길 환경을 차단하는 것이 가장 좋은 방법입니다.

우선 임산부의 몸에 열이 쌓이지 않도록 해야 합니다. 열은 주로 자극적이고 기름진 것, 인스턴트 음식을 섭취했거나 스트레스를 많이 받으면 생깁니다. 서양의학에서는 아토피의 여러 원인을 유전적인 체질과 음식, 공기, 진드기나 집 먼지 등의 생활 환경, 환경호르몬, 스트레스 등으로 꼽습니다. 표현이 좀 다르지만 한의학과 공통적인 부분도 많죠?

타고난 체질 중에서 아토피에 잘 걸리는 체질도 있습니다. 많은 부분 부모의 체질과 관련이 있는데, 면역력을 관장하는 폐와 간 기능이 약한 태음인과, 열기가 많은 소양인 등은 특히 아토피에 약한 것으로 알려져 있습니다. 하지만 소음인이나 태양인이라고 해서 아토피에서 안전한 것은 아닙니다. 체질상 아토피에 더 약하고 강한 것뿐이므로 누구나 걸릴 수 있고 또 누구나 미리 예방하면 피해갈 수 있습니다.

신생아의 체질은 거의 부모의 체질을 물려받습니다. 100%는 아니지만 부모가 약한 부분은 아이도 약하기 때문에, 아이를 갖기 전부터 취약한 부분을 보강하는 것이 꼭 필요합니다. 이런 이유 때문에라도 계획 임신을 하는 것이 아이나 임산부에게 모두 득이 되는 것이지요. 만약 신생아의 태열이 가라앉지 않고 습진이 심해져서 아토피가 의심되면, 전문의에게 진단을 받아야 합니다. 일부 어머니들이 검증되지 않은 민간요법으로 아토피를 치료하려고 하다가 이미 증세가 악화된 다음에서야 병원에 찾아오는 경우가 많습니다.

민간요법은 그저 민간에서 내려오는 보조 치료법일 뿐입니다. 검증되었다고 해도 의사가 권하는 방법이 아니면 섣불리 하지 마세요. 오히려 악화될 수도 있습니다. 일단 아토피라고 진단을 받으면 병원의 치료와 함께 여러 가지 처방을 받으실 겁니다. 그 중에서 일반적인 방법을 소개해 드릴게요.

먼저, 평소에는 생활 환경을 최대한 깨끗하고 피부 자극이 적도록 만들어 줘야 합니다. 피부가 건조하지 않도록 습도를 50~60%에 맞추고, 목욕을 할 때는 피부를 세게 문지르지 말고 보습 효과가 있는 저자극성 제품을 사용합니다.

한방에서 본격적으로 아토피 치료를 할 때는 일단 체내의 독소를 빼고 열을 식히며, 이후 면역 기능을 높이는 데 중점을 두는 처방을 합니다. 즉, 체질 개선을 먼저 하는 것이지요.

아토피 약을 쓰면 초기에는 열이 나고 증상이 더 심해지는 경우도 있는데, 이런 증상이 두려워서 약을 못 쓰는 한의사들도 많습니다. 그러나 아토피에 대해 자신이 있거나 임상 경험이 풍부한 한의사라면 이런 처방을 과감하게 내릴 것입니다. 저 역시 초기에는 증상이 심해지더라도, 시간이 갈수록 치유되는 이러한 처방에 찬성합니다. 그러나 신생아의 경우 체질 개선을 위해 사용할 수 있는 방법이 무척 제한적입니다. 그리고 어른처럼 한눈에 효과가 나타나는 약을 사용할 수도 없습니다. 그러므로 먹을거리를 통해서 조절할 수밖에 없습니다. 가장 좋은 것은 모유를 먹이는 것입니다. 모유에 함유된 면역 성분이 아이의 자연 치유능력을 높여줍니다. 만약 모유 수유가 불가능하다면 분유의 성분을 꼼꼼히 살펴보세요. 최대한 유기농에 가깝고 첨가물이 없는 것일수록 아토피를 악화하지 않을 테니까요.

이유식을 할 때는 알러지를 일으키기 쉬운 밀가루, 땅콩, 달걀, 생선 등은 조심스럽게 한 가지씩 시도해 봅니다. 일반적으로는 태열이 심하지 않으면 생후 20개월이 지나서 아토피가 발현합니다. 이때부터 아토피를 치료는 것이 좋습니다. 어렸을 때 적절히 치료하면 자연 치유능력이 높아져서 재발 위험이 낮고 완치가 빠릅니다.

CASE 11

내 아이를 위한 맞춤형 백신 모유, 반드시 먹여라

첫아이가 젖을 물었을 때의 기분은 이제 정말로 엄마가 되었구나 하는 '실감'이었습니다. 아기가 젖을 물고 열심히 빨 때의 그 기분을 어떤 말로 표현할 수 있을까요?

안타깝게도 우리나라 엄마들은 '모유 수유에 게으른 엄마'들로 낙인이 찍혀 있었습니다. 불과 10년 전만 해도 모유를 먹이는 엄마의 비율은 10% 내외였습니다. 우리나라에 분유가 들어온 것은 불과 100년도 되지 않습니다. 몇천 년 동안 이어지던 모유 수유가 겨우 100년도 안 된 분유 수유에 밀리다니요.

다행스럽게도 최근 우리나라 엄마들의 모유 수유율(생후 6개월 시점 모유 수유율)이 많이 증가했다고 합니다.

저 역시 다른 엄마들과 마찬가지로, 첫아이 때는 젖을 짜서 냉장고에 넣어두면서까지 아이에게 모유를 먹였습니다. 아무래도 초보들은 용감(?)하니까요. 다행스럽게도 저는 첫째와 둘째 아이 모두 아이들이 실컷 먹고도 남을 만큼 모유의 양이 많았습니다. 이때는 정말 누군가에게 나눠주고 싶은 마음이 굴뚝같았지만, 지금처럼 모유 은행도 없던 시절이라 남은 젖을 버리는 수밖에 없었지요.

셋째 아이 때는 모유의 양이 모자라지는 않았지만, 그렇다고 남지도 않을 정도로 딱 맞게 조절이 되더군요. 병원에서도 젖이 불면 짜서 냉장 보관한 후 그날그날 먹였습니다. 셋째를 낳고 100일쯤 지났을 때, 미국의 대학에 강의를 할 일이 생겼습니다. 열흘 정도 일정이었는데, 미리 그 기간 동안 먹일 모유를 짜서 냉장 보관해두고 출발을 했지요.

그런데 매일 불어나는 젖 때문에 미국에서도 밤마다 젖을 짜야했습니다. 버리기는 아깝고, 혹시라도 필요할까싶어 호텔 객실에 냉동 보관을 해두었죠. 출발하는 날은 아이스팩까지 구입해서 비행기를 탔습니다. 그러나 결국 그 냉동 모유들은 모두 버려지고 말았습니다. 냉장 모유를 먹던 아이의 입에 냉동 모유의 맛이 다르게 느껴졌던지, 전혀 먹지를 안더군요. 여하튼, 저는 이렇게 세 아이 모두 6개월까지 나름대로는 억척스럽게 모유를 먹이려 애썼습니다. 불혹을 넘은 저도 이렇게 모유를 먹이는데, 작정만 한다면 누구나 내 아이에게 모유를 먹일 수 있답니다. 혹 자신의 모유가 부족하다면, 모유 은행의 문이라도 두드려보세요.

모유 수유에 대처하는 '유비무환'의 자세
|

첫아이 때 모유 수유를 시도했다가 결국 포기했다는 35살의 표애리씨. 둘째는 꼭 모유를 먹이고 싶어서 보약을 지으러 온 김에 이것저것 모유 수유에 대해서 물어보더군요. 그녀가 모유 수유를 하지 못했던 가장 큰 원인은 젖몸살이 심해서였습니다.

젖몸살은 유방에서는 젖이 도는데 배출이 안되어 통증을 일으키는 것을 말합니다. 이를 예방하려면 출산 예정일 1~2주 전부터 가슴 마사지를 해 주어야 합니다. 가슴 마사지는, 먼저 따뜻한 물수건으로 유방을 따뜻하게 한 다음 마사지 오일을 발라 바깥에서 안쪽으로 작은 원을 그리면서 둥글게 마사지를 해 줍니다. 임산부가 직접 해도 되지만, 남편이나 가족이 해 주는 것이 더 편할 것입니다. 유방 마사지를 꾸준히 한 임산부일수록 젖몸살이 약하고 젖도 쉽게 물릴 수 있습니다.

임신 기간 중에는 유선이 발달해 유방이 팽팽하게 커지고 젖꼭지가 아프기도 합니다. 출산 후에는 호르몬의 영향을 받아 본격적으로 젖이 돌면서 나오기 시작합니다.

그런데 모유 수유도 충분한 준비와 제대로 된 방법을 익히는 것이 필요합니다. 예전에는 어머니, 할머니 등 출산 경험자들과 조산사 등이 집과 가까운 곳에 있어서 도움을 받을 수 있었습니다. 그러나 현대 사회에서는 대부분 가족과도 멀리 떨어져 있어 경험자들의 전문 지식을 전수받기 어렵고, 병원이나 전문 의료진의 도움이 꼼꼼히 미치지 못합니다.

그래서 저는 출산 전, 아니 임신 기간 동안 꾸준히 모유 수유를 준비할 것을 권합니다. 짧게는 2~3개월, 길게는 1년 정도 먹이는 모유 수유는 모유의 양이나 직장 생활 등 여러 여건에 따라 달라질 수 있습니다. 그러므로 아기에게 가장 합리적인 방법이 무엇일까 엄마와 아빠가 머리 맞대고 고민해서 미리 계획하고 준비하는 것이 필요합니다. 아기가 세상에 태어나 생명을 유지하는 가장 중요하면서도 단 하나의 방법인 젖을 먹는 일이니까요.

신비한 체험, 모유는 맞춤형 백신

모유의 장점은 일일이 열거하기가 어려울 정도입니다. 모유의 성분을 거의 모방했다고 하는 분유도 흡수율이나 성분은 모유를 따라갈 수가 없습니다.

특히 출산 직후부터 2~3일 동안 나오는 초유는 꼭 먹이는 것이 좋습니다. 초유에는 그야말로 신생아에게 꼭 필요한 영양 성분이 딱

알맞게 구성되어 있거든요. 예를 들어 초유에 들어있는 글로불린 (단백질의 구성 성분으로 면역 체계를 만든다)은 아기의 면역력을 높여 각종 바이러스나 세균으로부터 보호합니다. 또, 초유를 먹이면 아기의 태변도 빨리 나오고 황달이나 아토피도 예방할 수 있습니다.

모유에 대한 놀라운 사실을 알려드릴까요? 스웨덴 과학자들의 연구 결과에 따르면 모유가 바이러스나 세균이 기도에 붙어있지 못하도록 분리시키는 효과가 있다고 합니다. 그리고 폐암세포에 모유와 세균을 넣어 보았더니 암세포가 30분 만에 멸균되었답니다.

초유에 많이 함유된 또 다른 성분으로 당단백질 락토페린이 있는데요, 이 락토페린은 면역 기능을 높이는 효과뿐 아니라 독소를 배출하는 기능까지 갖고 있다고 합니다. 호주의 어린이 건강연구소 연구팀은 4개월 이상 모유를 먹인 아기들이 그렇지 않은 아기들에 비해 천식과 아토피에 걸리는 확률이 현저히 낮다는 연구 결과를 발표했습니다. 모유가 천식과 아토피를 예방한다는 것이지요.

또, 모유는 특이하게도 세균을 억제하는 성분이 들어 있답니다. 그래서 실온에서 6시간까지 놔두어도 상하지 않습니다. 물론 냉동실에 얼려서 보관하는 것이 갓 짜낸 상태 그대로 보관할 수 있기 때문에 좋습니다. 출산과 젖을 먹이는 일은 인류가 시작되고 나서 수천 년 동안 이어져 온 일입니다. 아직까지 모유를 대체할 수 있는 것이 아무것도 없다는 사실만으로도 모유의 우수성은 입증된 것이 아닐까요?

엄마가 주는 가장 완전한 사랑, 모유의 아름다움

저는 TV를 잘 보지 않지만, 몇년 전에 방영되었던 프로그램 하나는 기억에 남습니다. 아기들의 놀라운 능력을 올림픽 형식으로 보여주는 것이었는데요, 태어나자마자 뛰어난 수영 실력을 보여주는가 하면 아기가 손가락으로 꽉 쥔 힘은 어른을 능가할 정도였습니다. 아기들의 힘은 우리가 상상하는 것을 훨씬 뛰어넘었습니다.

아기들이 놀라운 힘을 발휘하는 원동력은 '엄마 젖'에 있다고 봅니다. 일단 모유를 먹으려면 젖병을 빠는 것보다 60배나 더 많은 힘이 필요합니다. 따라서 얼굴 근육을 더 많이 움직여야 하고, 뇌에도 적당한 자극을 주어 아이의 성장에도 간접적인 영향을 줍니다. 자연히 인내심과 근력(!)도 키울 수 있죠.

정서적인 면에서도 모유는 타의 추종을 불허할 장점을 갖고 있습니다. 아기는 엄마와 살을 맞대고 하루에도 몇 번씩 모유를 먹는 행위를 통해 사랑받고 있다는 것을 확인하고 정서적 만족감을 충족합니다. 정신분석학에서는 생후 1년 이내에 엄마로부터 충분한 애정을 받지 못하면, 이는 정신적인 상처로 남아 어른이 되어서도 애정 결핍 등을 유발할 수 있다는 보고도 있답니다. 이 때 엄마로부터 받는 애정의 척도는 바로 모유 수유로 가름한다고 합니다. 이것만 보아도 아이의 정신 건강에 모유 수유가 얼마나 중요한지 느낄 수 있을 겁니다.

모유 수유는 엄마의 몸에도 좋은 일인데요, 모유를 먹으면 몸 안에 옥시토신이 활발하게 분비되어 출산으로 늘어났던 자궁이 원상태로 돌아가게 합니다. 산후 출혈과 자궁 수축을 도와 회복이 더 빨라집니다. 또 계속 젖을 만들어야 하고 젖을 먹이는데 드는 열량도 만만치 않아, 모유 수유를 하면 살이 빠지는 일거양득의 효과가 있답니다. 산후 다이어트에 일조하는 역할도 있죠.

사랑의 또 다른 이름, 젖나눔

|

안타깝게도 엄마나 아기의 몸 상태가 안 좋아서 모유 수유를 할 수 없는 경우가 있습니다. 함몰 유두이거나 유선염에 걸렸을 때, 혹은 임신 중독증이나 출혈, 당뇨병, 결핵, 만성 빈혈 등으로 치료를 받고 있는 중이라면 모유 수유를 중지해야 합니다. 엄마의 영양상태가 극도로 나빠서 기가 허해 있으면 모유 수유를 하려고 시도하는 것보다 엄마의 몸을 회복하는 것이 급선무입니다. 또한, 아기가 심한 미숙아이거나 흔치는 않지만 모유 알러지가 있는 경우, 선천성

구개파열 등으로 엄마의 젖을 빨 수가 없을 때는 모유 수유를 할 수 없습니다. 최근에는 젖이 많이 나오는 엄마들의 모유를 모아 모유가 필요한 아기들에게 저렴하게 공급하는 '모유 은행'이 설립되었다는 반가운 소식도 들려옵니다.

우리나라 전통 풍습 중에는 '젖동냥'이라는 것이 있습니다. 엄마가 없는 효녀 심청이가 젖동냥으로 자랐다는 이야기도 기억하시죠? 모유를 먹일 수 없는 안타까운 경우는 다른 방법을 찾아 봐야 합니다. 저는 모유 은행처럼 아름다운 모유 나누기가 꾸준히 이어졌으면 합니다. 보다 많은 엄마들이 모유를 제공하고 고맙게 활용하는 것이 아기들에게 베푸는 사랑의 또 다른 이름이 아닐까요?

모유 먹이는 엄마는 양보다 질로 승부한다

모유 수유하는 엄마는 특별히 식사량을 늘일 필요는 없습니다. 그러나 혈액 순환을 좋게 하고 엄마가 건강해질 수 있는 식품을 먹는 것은 중요합니다. 모유 수유에는 양보다는 질이 더 중요하기 때문입니다. 좋은 모유가 풍부하게 나오게 하려면 고단백과 무기질, 비타민이 풍부한 음식 위주로 식단을 짜야 합니다. 소고기를 넣은 미역국은 모유 수유에 베스트 아이템이지만 오래 먹으면 질릴 우려가 있습니다. 평소 육류를 좋아하지 않는 저는 멸치, 다시다, 표고 등을 넣은 담백한 미역국을 더 많이 먹었습니다. 저처럼 각자의 취향에 맞게 미역국을 끓이되, 2~3번 미역국을 먹다가 1번 정도는 다른 음식을 먹어 보세요. 여름에 출산한 산모는 장어나 추어탕 등을 먹어도 좋습니다. 또, 돼지 족발은 그 자체로도 훌륭한 스태미너 식품이고, 족발 삶은 물을 꾸준히 먹는 것도 좋습니다. 칼슘과 철분이 풍부한 시금치, 단백질이 풍부한 흰살 생선도 좋습니다.

그러나 지방이 많은 고기, 인삼, 당분 등은 모유를 적게 나오게 하기 때문에 좋지 않습니다. 엄마가 먹는 음식은 거의 모유를 통해 아이에게 전해진다고 보면 됩니다. 따라서 엄마가 자극적이고 소화가 잘 안 되는 음식을 먹으면 아기는 모유를 소화시키지 못합니다. 그러니, 카페인이나 향신료가 많이 들어간 음식, 맵거나 짠 음식 등은 모유 수유하는 동안 피해야 합니다.

{ 수유의 적신호, 유선염 }

한방에서는 유옹(乳癰)이라고 하는데, 산모의 몸에 열이 많거나 간에 기가 울혈되어 생긴다고 본다. 증상으로는 가슴에서 겨드랑이까지 빨갛게 선이 생기고, 4~8시간 뒤에는 발열 증세도 나타난다. 아기에게 젖을 물릴 때 젖꼭지가 아프고 유방이 부어오르기도 한다. 유선염을 예방하려면 임신 기간 중에도 꾸준히 유방 마사지를 해 주고 스트레스를 줄이는 것이 좋다. 또 가슴을 꽉 조이는 브래지어는 피하며 통풍이 잘 되는 속옷을 입는 것이 좋다.

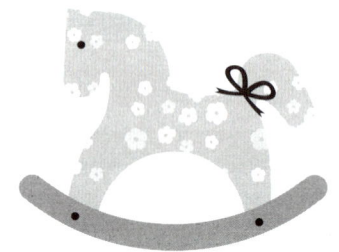

CASE 12

이유식에는 엄마의 사랑을 넘치도록 담아라

모유를 끊는 일은 아기에게는 '세상의 모든 것'을 잃어버리는 중차대한 일입니다. 아기에게는 모유를 먹는 일이 살아가는 이유라고도 할 수 있거든요. 배가 고프니까 처음엔 이유식도 넙죽 받아먹지만, 낯선 느낌 때문에 아무래도 모유를 찾게 됩니다.

그러나 사람의 일이라는 것은 시작이 있으면 끝도 있기에, 아기도 모유를 끊으면서 생애 최초로 '애정의 단절'을 경험하게 됩니다. 그나마 6개월 전의 아기는 젖 떼기가 수월한 편이고, 이후에는 아기의 지능이 더 발달해서 떼를 쓰거나 심하면 단식투쟁(?)을 하기도 합니다. 그러니 생후 4~6개월을 기점으로 서서히 모유에서 어른이 먹는 '밥'으로 먹을거리를 이동해야 합니다. 이때 필요한 것이 바로 '이유식'이고, 이를 통해 자연스럽게 이뤄져야 합니다.

본격적인 성장을 위한 훈련

|

이유식은 보통 출생 시 아기 몸무게의 2배 가량이 되는 시점부터 시작하는 것이 좋습니다. 따라서 정상적인 경우라면 생후 4~6개월에 시작하게 되지만, 미숙아는 정도에 따라 1~2개월 늦게 시작할 수 있습니다. 만약 신체적으로 준비가 되지 않은 아기에게 앞질러 이유식을 시작하면 제대로 씹지 못하거나 삼키지 못해 음식을 거부하는 결과를 초래하며, 알레르기 발생율을 높이거나 음식물이 폐로 흡인될 위험도 있습니다. 반면, 이유가 늦어지면 자라서도 음식을 제대로 씹지 못하여 고형음식을 잘 먹지 못하고 이는 빈혈 및 영양 장애, 질병에 대한 저항력 감소, 영아의 두뇌 및 정서 발달에도 영향을 줄 수 있습니다.

모유는 초유와 100일 전, 그리고 6개월 이후의 성분이 달라집니다. 따라서 6개월이 지나면 모유를 고집하기보다는 이유식으로 전환하는 것이 좋습니다. 실제로 고집스럽게 계속 모유만 먹이는 아기는 성장도 느려진다는 임상 결과도 보고된 바 있습니다.

그래서 이 시기부터 이유식을 시작해서, 보통 생후 1년을 전후해서 모유 수유를 중단합니다. 경우에 따라서는 모유를 2년 가까이 먹이기도 하지만, 시간이 지나면 지날수록 모유의 성분이 변해서 아이의 성장에 필요한 영양소가 부족해집니다. 따라서 이유식을 시작해서 여러 가지 영양소를 공급할 수 있도록 식습관을 구성하는 것이 좋겠지요.

이유식을 하는 이유는 본격적으로 어른과 같은 식사를 해서 성장과 발육에 필요한 영양소를 공급받기 위한 것입니다. 이유식은 그 과정으로 이행하는 단계이며, 이가 나지 않은 상태에서 고형 음식물에 적응할 수 있도록 하는 훈련입니다. 처음에는 씹지 못하기 때문에 꿀꺽 삼키다가 이가 나면서부터는 제법 씹게 되고…, 이처럼 음식은 아기의 성장 단계에 따라 달라집니다.

또 한 가지 중요한 이유는, 이유식을 통해서 아기가 씹는 훈련을 한다는 것입니다. 턱관절을 움직이는 행동은 뇌 자극으로 연결되어 두뇌 발달에도 도움을 줍니다. 아울러 치아 건강에도 도움을 줍니다. 이유기를 제대로 거치지 못한 아기는 2살, 3살이 되어도 씹지 못하고 묽은 음식만 먹으려고 하는데, 치아가 제대로 성장하지 못하는 경우가 많습니다. 전체적인 성장 장애가 오는 것이지요.

아기가 모유만 고집하고 이유식을 먹지 않으려고 해서 속상하다는 엄마들이 있습니다. 이럴 때는 먼저 아기에게 어른이 숟가락으로 밥을 먹는 모습을 보여주세요. 엄마 아빠가 맛있게 먹는 모습을 보면 아기는 호기심이 발동하곤 합니다.

이때 미리 준비한 과일즙을 숟가락에 떠 주면 덥석 먹고, 이런 것도 있구나 싶어서 열심히 먹기도 하거든요. 모든 아기는 세상을 느끼고 싶어하는 호기심이 강합니다. 우리 아기는 내성적이고 표현하지 않는다고요? 일단, 엄마가 아기의 잠재력을 믿으세요.

세상은 넓고 이유식도 많다

아기는 이유식을 먹으면서 달콤하고 쉽게 먹을 수 있었던 엄마 젖 외에도 세상에는 많은 먹을거리가 있다는 것을 경험하게 됩니다. 아기는 이유식을 통해 세상에 한 발 다가서고, 부쩍 성장합니다.

이유식은 엄마가 직접 만들어 먹일 수도 있고, 시판되는 제품을 이용할 수도 있습니다. 저는 사실, 두 아이를 키울 때까지는 시판되는 이유식을 먹였습니다. 그러나 셋째 아이를 키우는 지금은 직접 만든 이유식을 먹이고 있습니다. 일부러 싱싱한 채소와 과일이 많은 경동시장까지 가서 장을 보고, 직접 생과일을 짜서 과일 주스를 만들어 먹이고 있답니다. 물론 시판되는 이유식도 잘 나오고 있지만, 두 경우 모두를 경험해 본 결과, 역시 엄마의 정성과 사랑을 따라올 것은 없다는 결론입니다. 이조차도 제가 늦게 아이를 낳지 않았으면 맛보지 못할 즐거움일 테지만 말입니다.

그러나 무엇을 먹이든, 엄마가 중요하게 체크해야 할 점은 바로 아기가 이유식을 잘 받아들이고 있느냐 아니냐입니다. 아기가 흡수하고 잘 받아들여야 효과가 있다는 것, 상식적인 내용입니다만 아기를 잘 살펴보지 않으면 알아채기 어려울 수도 있습니다.

기저귀를 갈면서 아기의 변 상태를 보면 소화가 잘 안되면 설사를 하거나 먹은 것이 변에 그대로 나올 수도 있습니다. 이럴 때는 이유식에 넣는 재료를 바꿔 보기도 하고, 조리법도 더 묽게 한다거나 모유의 양을 늘려 보면서 아기의 상태를 살펴봅니다.

우리나라처럼 경쟁이 심한 사회에서 엄마들이 아기에 대한 '욕심'을 가지는 것은 어쩌면 자연스러운 일일지도 모르겠습니다. 그래서 내 아기가 더 똑똑하고 더 건강하게 크기를 바라는 마음에, 이유식을 만들때도 뇌에 좋고 성장에 좋다는 것을 이것저것 넣으려고 합니다. 그 의지와 마음을 어디에 비하겠습니까.

그러나 제가 누누이 강조한 것처럼 지나친 것은 모자란 것만 못합니다. 아기는 아직 받아들일 준비가 되어 있지 않은데 아직 소화도 할 수 없는 것을 먹이면 어떻게 될까요?

예를 들어 달걀을 비롯해서 치즈, 육류, 흰살 생선은 고단백 식품이라 이유식에 넣으면 좋은 식품으로 알려져 있습니다. 그러나 생후 6개월 전후일 때의 아기는 소화 기능이 약하기 때문에 단백질을 모두 소화하기 어렵습니다. 그리고 과잉 단백질 섭취는 식사 알레르기를 일으킬 소지가 많거든요. 제대로 소화하지 못한 단백질들이 노폐물로 변해서 아기의 몸에 쌓이면 기혈 순환 장애가 생겨서 균형이 깨집니다. 이런 요인들이 바로 아기 몸의 조화를 깨트려서 아토피 등을 일으킵니다.

일반적으로 권장하는 이유식은, 곡류를 시작으로 채소와 과일즙 등을 골고루 섞어서 먹이되, 육류는 12개월이 지난 후부터 조금씩 먹이는 것이 안전하겠습니다. 무엇보다, 이유식에는 간을 하지 않는 것이 원칙입니다. 소금이나 설탕 등을 넣지 않고 재료 그 자체의 맛을 느낄 수 있도록 해야 나중에 편식을 막을 수 있습니다. 또 아기의 입맛이 단맛에 길들여지면 단맛이 있는 모유를 떼기가 더 어렵습니다. 특히 주의할 점은, 땅콩이나 견과류는 아기의 체질이 아토피나 알레르기 체질로 변할 위험이 높기 때문에 먹이지 않는 것이 좋습니다. 딱딱하기도 하거니와 소화가 잘 되지 않습니다.

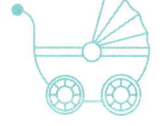

건강한 고령 임신 & 노산 가이드북

30·40대 임신 출산 걱정할 필요 없다

1판 1쇄 인쇄 2015년 6월 18일
1판 1쇄 발행 2015년 6월 24일

지은이 정지행

발행인 양원석
사업단장 김경만
본부장 김재현
편집장 황혜정
편집팀 한지윤, 차선화
디자인 땡큐마더
해외저작권 황지현, 지소연
제작 문태일, 김수진
영업·마케팅 정상희, 임우열, 우지연, 김민수, 장현기, 이영인, 정미진, 송기현, 이선미

펴낸 곳 (주)알에이치코리아
주소 서울시 금천구 가산디지털2로 53, 20층(가산동 한라시그마밸리)
편집문의 02-6443-8860
구입문의 02-6443-8838
홈페이지 www.rhk.co.kr
등록 2004년 1월 15일 제 2-3726호

ISBN 978-89-255-5653-6 (13590)

· 이 책은 (주)알에이치코리아가 저작권자와의 계약에 따라 발행한 것이므로
  본사의 서면 허락 없이는 어떠한 형태나 수단으로도 이 책의 내용을 이용하지 못합니다.
· 잘못된 책은 구입하신 서점에서 바꾸어드립니다.
· 책값은 뒤표지에 있습니다.